中医经典古籍集成（影印本）

本草求原（下）

清·赵其光 撰
李剑 张晓红 选编

SPM 南方出版传媒
广东科技出版社
·广州·

图书在版编目（CIP）数据

本草求原：全3册 /（清）赵其光撰．—影印本．—广州：广东科技出版社，2018.4

（中医经典古籍集成）

ISBN 978-7-5359-6897-5

Ⅰ．①本…　Ⅱ．①赵…　Ⅲ．①本草—研究—中国—清代　Ⅳ．①R281.3

中国版本图书馆CIP数据核字（2018）第045857号

本草求原（下）

BENCAO QIUYUAN（XIA）

责任编辑：吕　健　苏北建

封面设计：林少娟

责任校对：杨峻松

责任印制：彭海波

出版发行：广东科技出版社

（广州市环市东路水荫路11号　邮政编码：510075）

http：//www.gdstp.com.cn

E-mail：gdkjyxb@gdstp.com.cn（营销）

E-mail：gdkjzbb@gdstp.com.cn（编务室）

经　　销：广东新华发行集团股份有限公司

印　　刷：广州一龙印刷有限公司

（广州市增城区荔新九路43号1幢自编101房　邮政编码：511340）

规　　格：889mm×1 194mm　1/32　印张14.25　字数285千

版　　次：2018年4月第1版

2018年4月第1次印刷

定　　价：328.00元（上、中、下）

清·赵其光 撰

本草求原

（卷十六至卷二十七）

据广州中医药大学图书馆馆藏清道光二十八年（一八四八年）戊申远安堂刻本影印

本草求原卷十六

鱗部

龍骨 東方蒼龍屬木。入肝藏魂。形爲火而純陽。出水中而呵雲。又本于陰。陰陽變化。能治陰陽乖離之病。且天一生水而化形于腎。以主骨。骨乃天一純陽之真形也。甘平無毒。主心腹鬼疰精物老魅。皆陰惡之氣。陽能制陰也。欬逆驚悸狂癇。皆陰不能守陽。肝火上逆。挾痰而歸逆于心肺也。合牛黃則能收肝經浮火歸陰。逐痰降逆。自汗盜汗。亦陽浮耳。久瀉便數淋痢上下失血崩漏帶濁遺尿。同桑螵末塩湯下。并治淋瀝。脫肛皆陽不能固陰而肝氣奔于下也。多夢紛紜精滑。皆陰陽不交。肝魂不守也。○金匱治虛勞失精。有桂枝加龍骨牡蠣湯。千金方同遠志酒服。治健忘心冲。再加硃砂蜜丸。治勞心夢泄。夜夢鬼交。止陰瘡。治休息痢。生肌定喘。氣不歸元。斂瘡益腎煖精。同遠志。收神魂。一皆取其陽神之靈變以治陰陽之離散。非徒濇可止脫之說也。故仲景救逆湯。桂枝甘草龍骨牡蠣湯。柴胡龍骨牡蠣湯。皆因表邪誤灸誤下。而加之於表劑之中。本經又言其治癥瘕堅結。謂肝經血積。惟此變化走肝者。乃能入而攻之也。豈收濇之性能有此效乎。

陳修園曰、痰水也。隨火而升。龍火也。而潛于水。能引逆上之火。泛濫之水。而歸其宅。若與牡蠣同用。爲治痰神品。仲景風引湯從此味悟出。白地錦紋舐之粘舌者良。補陽酒浸、或煮。火煅。補陰煅赤。以黑豆膠蒸研細水飛用。否則着腸胃。晚年作熱。同蓮肉藕節遠志枯凡朱砂糯米糊丸。治虛憊便濁。滴地成霜。忌魚及鐵。畏石羔川椒。得人參牛黃良。

龍齒　濇平無毒。主殺精物。鎮心安魂。治大人痙癲狂熱。小兒驚癇。心下結氣不能喘息。功同龍骨。餘則遜于骨以齒爲骨之餘也今人貴齒而賤骨者非。希雍曰骨入心腎腸胃故兼止瀉固精齒單入心肝故但鎮驚安魂○肝魄屬陽遊而不定龍之變化屬木者安之肺魂屬陰止而有守虎不仰視而專靜屬西方金者定之故陰魄不寧以虎睛陽魂飛越者以龍齒。形如筆架重數兩外光澤如磁碎之其理如石舐之粘舌者眞亦有微黑煅之色如翡翠者爲蒼龍齒最上若小如笋尖或如指狀者海鰍齒骨也如貫衆根者海馬齒也舐之亦粘舌宜細辨。龍角亦安神魂故千金方幷用之。

穿山甲即鯪鯉甲勁毛堅甲皆在皮外辛平微寒有毒善

竄得金氣耑而合于水能透肺氣行經絡肺爲注經之始
肝爲環經之終使氣至而血行滯化血原于水藉氣以行治五邪驚
啼悲傷驚傷心神則陰陽閉塞傳于肺而爲悲哭肺貫心以行呼吸肺氣通則陰陽達燒灰
酒服風濕冷痺渾身強直同金蝎炒入五積散內加羌葱通經下乳
炒研酒服虛人同猪蹄煎血滯化熱以成風炒同甘草末米飲下燒末擦之諸風
亦去血行風自滅也風瘧痰瘧單熱瘧炒同大棗下痢裏急炒同蛤粉
婦人陰癩以白沙炒痘干紫黑不起以蛤粉炒同生地犀角紫草便
毒便癰同猪苓并醋炒加地榆末酒服外又同輕粉麻油搽或止以土塗之疔腫燒存
性同川貝末酒服二三次後用瀉藥下之瘰癧潰壞土炒同班蝥艾茸敷之外加烏桕葉

灸四壯。耳痛炒同土狗吹。耳鳴耳聾。同蛤粉炒吹。拳毛倒睫、以羊脂抹炒。消腫潰。癰。入穀芒熱灰煨。止痛排。膿。為瘡科初起要藥。已潰忌用。以其食蟻。又治痔瘺蟻漏。一婦項下忽腫一塊延至頸刺破出水。久不合此悮食蟻而成蟻漏也。山甲燒存性。敷之立愈。○按在堤岸殺之血入土。即令滲漏若油籠滲漏刮甲包肉壓投之自至漏處補住。故所治諸病。皆是閉者能通。而利漏崩中。又是滲者能補也。○再按五邪悲傷是肺金氣泄肝无所制。致魂失莫安。在臟為滲漏在邪為閉塞。用此兼通兼補。乃無碍也。人但知其能通而不知其能補。何不取瘰癧潰壞一症而細思之。此物之用。全在拌炒引導。須細看上文。各隨本症。或炮或炒。或醋或土。或油或蛤粉等拌。類推之以盡其

用末有生用者尤須因病之上下左右取上下甲分治之更效尾甲尖厚有三角力尤大　又燒傳痔漏擦疥癬皆效

蛤蚧　味鹹益精氣平補肺有小毒牝牡相呼情洽交抱雖劈不開是神凝而氣聚氣聚而精完爲交合肺腎精氣之妙品定喘止久嗽肺勞傳尸同阿膠鹿犀羚濃煎時時臨卧細呷治久嗽肺積虛熱成癰欬膿血喉中氣塞胸膈噎痛肺痿欬咯血通月經氣聚則精完也下石淋利水止渴肺氣完則水道通調氣液衰陰血竭者宜之希雍曰氣味俱陰能補肺益水上源欬嗽由風寒外邪者勿用其

尾治疝。按蛤蚧之類有四。真蛤蚧頭圓身細。長五六寸。背褐色。微有黑綠斑。如大守宮。腹白如銀。雄爲蛤。皮粗口大。身小尾粗。雌爲蚧。皮細口尖。身大尾小。見人欲捕之。多自嚙其尾。尾不全者無效。出廣南粤西城垣榕樹間。川産更勝。捕得成對。捲榕樹皮中者。卽眞無疑。線纏蒸晒干。若常捕不論牝牡。只可入雜藥。口含少許，奔走不喘者眞。凡用去鱗甲肉毛及頭足。其毒在眼。酥炙或蜜炙。或酒焙合黃。勿傷尾。功在尾也。一是石龍子又名蜥蜴。生石巖間。頭扁身長。尾與身等長七八寸大者尺餘其狀若蛇脚似梅花鱗目五色多赤斑腹多紅紫者爲雄色黃身短者爲雌鹹溫偏助壯火陽事不振者宜之以其吞霾吐雹則雨有陰陽析易之義故亦治癃淋利水下血除癥結水腫留飲千金蜥蜴丸是陰癀外臺方用之能祈雨故長于利水雌雄并用酒浸炙去頭足　一曰守宮又名蝘蜓又名壁虎俗名四脚蛇生屋壁間形小身細長二三寸色褐斑黑食蠆及蝎蠆故治風鹹寒小毒入血分治血病滋陰降痰其尾善動打死仍動尾研細末彈熟肉上肉即蠕動故瘡生

致命之處瘡出眼目及要害之地用之移于別處甚捷麻城移瘡方用之生斬蒸肉食爲瘰癧症妙品兼服六味滋陰之劑且毒能攻毒故治癧疽世說以硃飼之滿三斤干末以塗婦人臂有交接始脫故名守宮此必別有術今不傳矣守宮祛風移瘡而石龍利水壯陽功用自別用針揉曲爲鈎以蠅作餌在灶縫中引之即得

一曰水蜥蜴又名蛇醫母生草澤間頭大尾短身粗色青黃能入水與石斑魚合不入藥用

白花蛇　蛇應巽已巽爲風善行數蛻如風之善行數

變。故能治風。花蛇又食石南藤花葉。石南辛甘鹹苦治風。內走臟府。氣溫外徹皮膚。所以透骨搜風。勝于諸蛇。凡外中風邪。久鬱血壅而成濕痺。或濕鬱血中。久壅而成風毒。肝爲血藏。卽爲風藏。溫達肝。甘鹹又走血分。以致喎僻拘急。癱瘓不仁。及大瘋癘癬。驚搐疥癩。白癜惡瘡。瘰癧漏疾。悉本風濕浸淫于血者宜之。皆陽少陰多之病。如陰虛血少內熱生風者勿用。得酒良。服蛇酒忌見風。開罈宜避其氣。免至面目浮腫。凡癘會服大楓仁者。服花蛇無功。湖蜀江南皆有。龍頭虎口。黑質白花。脇有二十四方勝。腹有念珠斑尾有佛指甲惟蘄州產最佳雖死而眼光不枯不陷蘄舒之界則一開一陷他產則俱枯頭尾及骨有毒頭尾各去三寸亦有單用頭尾者酒浸三五日去盡皮骨焙干則久而不蛀大蛇一条只得淨肉四兩忌鐵每一兩同天麻狗脊各二兩爲末酒浸熬成膏加姜汁收之治陽虛手足舉動不快同南星石膏荊芥地骨研茶下治腦風及偏正頭痛取五寸同雄黃一兩蜜一斤杏仁一斤煉膏遇癘瘋先服通天再造散下去虫物每晨溫酒下一錢除根

烏梢蛇 色黑而甘入血平散風故治諸風頑痺皮膚不仁風瘙癮疹疥癬熱毒眉鬚脫落瘍癢等瘡

功近白花而稍遜。但性善不噬人無毒故古方多用。或曰白花主肺風。功耑白癜。烏蛇主腎風。功耑紫雲。然白花鹹。亦走腎。烏梢平。亦走肺。殊不必拘古法。取其肉。蒸焙為末。喂雞食盡三條。烹雞取肉。焙末酒服。總治大瘋。身黑頭圓劍脊。眼有赤光。至死不枯。以尾細長可穿百錢者佳。重七錢至一兩者為上。十兩以外者中。大者力減。去頭與皮。酒煮或酒浸。炙干用。忌鐵。

蛇蛻　甘鹹平。小毒。性靈能辟惡。故治鬼魅蠱毒。性善竄屬巽。入肝。去風。故治驚癇癲疾。非外邪客忤而由于心肝虛者勿用。風瘧。頭風。重舌。木舌。唇緊。燒末敷。喉風。燒烟吸之。或炙同當歸末酒下。取吐。癜風白駁。煎汁塗。性毒能殺虫。故治疥癬。

煎搽。腫毒無頭。燒灰。豬脂和塗。石癰無膿。蛻皮貼。諸瘡有膿。燒敷

痔瘺屬皮、而性善脫。故治皮膚作痒諸疾。目翳。燒灰

同花粉末入干羊肝內扎定米泔水煮食。治痘後目翳妙。產難。同蟬蛻頭髮并燒存性。酒下。逆

生者以針刺兒足三七下。塩擦之即生。燒灰吹耳治耳卒痛。孕婦忌

用。取白色如銀者。皂莢水洗淨。或酒。或醋。或蜜。

浸。炙黃用、或燒存性。或塩泥固煆。各隨本方。

蚺

蛇胆即南蛇生嶺南。味甘入脾苦。胆之本味入肝心。氣寒。小毒

凉血土木合德則殺。虫。虫因風木所生土以培之則風濕化故治心腹

匶痛。（虫内攻也。）下部匶瘡。（虫外侵也。）五痔。痔痢。（通草汁化下，并塗五心下部。）齒匶。（同枯凡杏仁研摻。）虫蠱。更清心肝。散血消腫。使受杖者血無上薄凝滯之患。為護心止痛靈丹。（同血竭乳沒狗頭骨灰天靈蓋象牙麻皮灰朱砂為丸，臨杖服，或單含胆少許，多杖無害。）明目去翳。（肝胆主目。）

其肉甘溫。味美。小毒。殺虫。辟瘴。（食之瘴不侵。）治諸風癱瘓。攣痛麻木。瘰癧。疥癬。惡瘡。小兒痔瘡。及癘風肌死鼻未倒者。（俱同羌活浸酒飲，或加糯米酒麴釀之飲，或作膾食，并蒸。）急痔。蝕爛。（作膾食。）取胆粟大。置水上旋行極速者真。

蝮蛇　形短而粗。嘴尖鼻反。有頭斑身如錦紋者。有黃黑青黑而斑者皆蝮也有頭扁如土色無紋形小者虺也二者最毒傷人即宜剖去傷肉投于地中其熱如灸此蛇老則生脚能上樹嚙人還樹垂頭聽人哭聲頭尾相類大如搗衣杵蝮肉釀酒可治瘋癩其胆磨汁可塗䘌瘡如此毒物無容取用但中其毒者宜以細辛雄黃末摻之或花粉桂末或黃荆葉搗塗之

鯉魚 鱗三十六陰極則陽復甘平下水氣利小便

入白凡干魚肉包煨上水腫食頭下水腫食尾立消忌用塩及見水又同赤小豆煮食治妊娠水腫

治欬逆上氣。腳氣。黃疸。水腫。而胎不安。便血。同白蠟煑食。腦髓、治耳聾。骨、治魚骨硬。燒灰水下。齒、燒灰治石淋。鱗、燒灰酒下。治產後滯血淋瀝及吐下崩血。膽汁、苦同血竭血餘灰百草霜松墨煅延胡醋炒歸芍等分末酒下又十灰散亦用之寒。治目赤腫痛青盲外障。合青魚膽治內障 忌天冬硃砂。陰極陽生。能發熱動風。風熱及天行病後下利瘡疥宿癥勿用。聤耳有虫膿血不止以鯉肉鯉腦鯉腸洗切加黑芝蔴炒同搗炙暖包貼耳虫即出。脊上兩筋黑血目傍有骨如乙字俱有毒宜去之

水蛇 甘鹹寒。無毒。治消渴煩熱。去皮炙黃同花粉末麝香飯為丸姜

湯下。毒痢。明目。皮治骨疽。骨痛甚。出膿血燒灰油抹。手指天蛇毒。取生者中截如指長。去骨肉包之外以紙扎之

黃喉蛇　有紅黑節節相間者。有黃黑相間。喉下色黃者。甘溫小毒。釀酒治風癩頑癬惡瘡。自死蛇、水漬至爛。取汁塗惡瘡大疥如錢。燒灰、同豬脂塗風癬癟瘡。狂犬傷。　蛇頭、治久瘧。小腸癰。燒灰入發丸散。背腫毒。燒灰醋和搽。　此蛇吞鼠吞蛙。見腹中大者。破取干之。其鼠治瘺。以臘月豬脂煎焦去渣塗。其蛙、治噎膈。泥包燒存性。米飲下。勞嗽。吐臭痰。取蛇吞青蛙未咽者。連蛇打死。泥包煆酒下。忌生冷五七日。

蛇瘘。燒灰封之

附解蛇毒法　蛇蟠入足。淋以熱尿。或沃以熱湯。卽解。蛇入人竅。以艾灸蛇尾。或割蛇尾。塞以椒末。卽出。　內解蛇毒、宜雄黃、貝母、大蒜、薤白、蒼耳、外解蛇毒、宜大青、鶴蝨、姜黃、干姜、黑白豆葉、黃荆葉、蛇含草、犬糞、鵝屎、凡入山。佩雄黃。雌黃。或燒羖羊角烟。或筒盛蜈蚣。則蛇不敢近。

青魚　脊青入肝。好食螺蚬。二物明目。其胆苦寒。凉血。明目退翳。同鯉胆、牛胆、羊胆各五錢，熊胆二錢。石决一兩，射少許，糊丸，茶下二分。去風熱目赤腫痛、和黃連膏，水片點。以肝主目也。又治喉痺。以汁灌鼻，吐涎痰。火熱瘡、痔瘡、臘月采陰干，磨點，功同熊胆。出竹木刺入喉咽或入腹刺痛。磨酒飲，鯇魚、鰂魚胆生汁調酒亦可。肉甘平，補肝利水，治脚氣。同韭白煮食。黑鯇胆功同。忌豆醬。

鯽魚俗作鰂食泥不食雜物，甘溫無毒，能益腸胃以生血而化血解毒。營出中焦，是血生化于土，大腸又胃之合也。治腸風下血。入五棓煆存性，酒服，神效。赤白痢、血痔、入白凡、陳皮、櫻皮煆，俱存性，米飲下，俱效。痔熱痛。入穀精草塡滿，煆存性，加水片，蜜敷。血崩入血竭、乳香，煆存性，酒下。溫中健脾下氣。治胃冷不食。同豉汁胡椒蒓橘煮食。膈氣吐食。用蒜填滿煨。取肉。同平胃散爲丸米飲下。生肌。脾胃主肌肉。消惡核腫毒。生搗塗。諸瘡久不瘥。寔腸解毒之功。行水。治脚氣。作膾食。土制水也走馬牙疳。入生地一兩。砒一分煨存性。加枾凡射香少許摻之脫牙。取雄者入砒露于陰地。刮霜貯。針点牙根卽落。消水腫。同赤小豆煮食。陰瘡。炙油調塗。腸痔。猪脂煎灰服。又入絲凡同煨。消反胃 凡煨勿去鱗、以鱗止血也。忌沙糖芥菜猪肝雞肉麥冬。子益肝。胆治腦疽鼻癢。滴鼻中 其頭發痘疹舊疾

鱧魚 色黑。首有七星。夜朝北斗。甘寒無毒。水土合

德。能補土制水。治濕痺。水腫。同朮苓橘姜皮煮食或煮汁和冬瓜葱白作羹食。妊娠水氣。二便閉。脚氣。五痔。但多食發痼疾。痘後食早。令瘢黑。惟除夕煮湯浴兒。不洗清水。能稀痘。其胆甘平。喉痺將死。點入即瘥。病深者水調灌之。

石首魚即白鯗魚。俗作黃花白花。又名鰉魚。生鹹水中。而淡平無毒。得金土氣。開胃寬中。消食。治腹脹。暴痢。諸病食之無助火膩滯生冷之患。其腦中石。治石淋。諸淋。同歸等分為末水煮。鰾膠即魚中白脬。甘鹹平。得天一之氣。為水之府。能調陰中氣化故養筋脉定手戰燒灰存性治難產温酒下產後風搐强直螺粉炒為末蟬退湯下破傷風同雄黃殭蚕天麻赤白崩中焙研同雞子煎餅送酒止嘔血散瘀血消腫毒便毒燒存性酒下外杵生菖蒲敷之痔瘡炒研砂糖調日服久則痔自枯落此皆滋榮經脉而風與毒自化也其性膠固故又固精蛤粉炒同沙苑蜜丸名聚精丸同故紙等為丸能煖精種子其腦骨為末入有嘴壺中薰腦漏暴病則效用膠為丸須切細蛤粉炒成珠磨末待涼調蜜忌搗搗則粘而難丸

鱓魚俗作蟮穴泥善竄得土中陽氣以生甘温無毒能

通血脉走諸竅行濕逐風濕不化而病于血則爲風有黃青二種。黃者俗名黃蟮益血止血治虛損風濕冷氣產前百病產後惡露淋瀝其血壯陽同石龍子蛤蚧生犀生付子草烏頭乳末黑芝蔴陽起石朱砂血竭細辛五棓等分爲末生蟮血爲丸壯陽種子其尾血治口眼喎斜同射少許左喎塗右右喎塗左正即洗去。鱉血雞肝血同伏龍肝亦治口喎滴耳治聾滴鼻治鼻衄滴目治痘疹後生瞖同蒜汁墨汁塗赤疵赤遊風水族皆以血爲用而此尤足于血使血行風滅風中血脉用之從其類也況溫更能達血青者俗名藤蟮補中益氣助膂力同鹿筋虎骨參歸等分爲末酒蒸大蟬取肉爲丸酒下治老人虛痢久痢腸滑。晒干焙焦。加神曲醋為丸。酒下。腹冷腸鳴。除風濕痺。飽食煖卧取汗。百虫入耳。燒研綿包塞耳。同北芪食益氣力。風蟬甘溫小毒。善穿深潭。冬寒穴裡始得。治瘠痢、腰背脚濕風。五痔腸風下血帶下陰瘡。孕婦忌。白蟬味亦甘美。然生痰滑精。蟮骨灰塗流火。油調甚效。

鰻鱺魚　稟水土以生。去風殺虫。水鬱土中。則化風生虫。然有二種。濶嘴者為鰻。俗名鰻蟮。甘溫達陽以化濕。故煖腰膝。起陽。治濕脚氣。腰背濕風常如水。尖嘴為鱺。與水蛇同穴。甘寒小毒。補陰除熱以去濕。二者皆治骨蒸殺勞虫。昔有人病瘵相傳死者數人後病者食此而愈。宜食其肉并嚼其骨則癆虫與牙虫皆死。如無即醃者亦可嚼食。治痔瘺癧小兒疳癆諸虫心痛多吐冷氣上冲滿悶腸風下血風瘙蟬類蛇。故治風與蛇同帶下陰瘡陰癢去濕殺虫之功然皆性滑脾腎虛滑及多痰人勿食腹有黑斑項背有白點及水行昴頭者大毒不可食孕婦食之令胎多疾 其骨及頭炙研治疳痢腸風崩帶燒灰敷惡瘡燒烟熏痔瘺虫蚑化爲水熏竹木去蛀虫置骨衣廂中辟蠹烏賊骨即墨魚骨一名海螵蛸鹹、鹹歸水走血。血為水所化溫、溫達肝和血。肝藏血益肝腎之陰氣。使血隨氣行。亦因氣固。故血枯而為血閉。血瘕。素問云、氣竭肝傷。以致血枯月事衰少不來。胸脇支滿。病至先聞腥臊臭。出清液。吐血。目眩。前後血。病治之以四烏鰂骨一茜根為末。丸以雀卵。飲以鮑魚汁。蓋茜根通經活血。雀卵壯陽益血。藥後即飯。即飲鮑魚汁。壓藥下行。利腸續絕。誠以肝傷由于醉飽入房。竭其中氣。故補肝腎之氣。仍欲其留頓中宮。從脾胃轉輸于下也。○魚本水物。為血肉之品。能入水藏通血脉。益陰氣。煮汁服能引諸藥入肝。及經行血。凡石首鰂魚淡干皆可用。不獨鮑魚也、血枯而為白帶吐下血。臟毒腸風。及內痔久下血為末木賊湯下。三日後服豬臟黃連丸。又凡陰血耗散為末醋下尿血。同生地赤茯末。柏葉車前湯下。衄血。同槐花末吹鼻。舌腫出血同蒲黃末敷。腸風崩漏。皆肝腎傷而衝任之氣不能約制其經血也。又治驚氣入腹。腹痛環臍。肝主驚。驚傷則營氣不舒。故痛。陰中腫痛燒末酒下。瘧疾。聾癭。皆厥陰經病。目瞖熱淚。厥陰竅病。為末蜜點。臍瘡出血膿。同干胭脂末油開搽。聤耳出膿。腎竅病。性能燥膿收水。為末。加射吹之。鼻瘡疳䘌。同白芨輕粉末搽。痢疾。又同五靈末蒸猪肝食。治目瞖。常浮水中。俟烏喙之。即卷烏入水而食。故名烏賊。其腹中墨及胆可書字。但逾年即滅。浸煮炙黃去皮研水飛用。惡附子、白斂。其肉益氣通經。

鯇魚（即鯶魚）食草而生。甘溫無毒。暖中和胃。惟池蓄者佳。若海鯇則發諸瘡。　膽苦寒。能出喉中竹木刺（酒化二三枚。溫呷取吐。攪水嚥服。治喉痹。）

鱠魚（即鯧魚）形如鯽。身圓無硬骨。甘平無毒。益氣力。令人肥健。　腹中子、毒。令人痢。

嘉魚　此魚食乳水。功同乳。甘溫無毒。治腎虛消渴。勞瘦虛損。令人肥健悅澤。

鰣魚（俗名三黎）四月而出。甘溫。煖中益虛。但發疥癩疳痼。其鱗用油熬。塗湯火傷妙。　宜以筍芹莧荻同煮

或糟食

鱭魚俗名麻鱭 逐隊齊出。形如尖刀。甘溫小毒。發疥助火動痰。惟貼敗疽痔漏。燒土同壁土醋浸搽然痔瘺人忌食

鱤魚 頭似鯇而口大頰黃。甘平無毒。止嘔煖中益胃。

鯿魚即魴魚 嚴冬善息土中。性不起動。甘溫無毒。調胃去風。消穀、和芥食。助肺氣。開胃進食。而無發熱動風之患。疳痢人勿食。

鱸魚 四五月出。甘平小毒。發痃癖瘡腫。補五藏。益筋骨。

和腸胃。治水氣。隰于安胎。益肝腎。作鱠尤良。其肝毒剝入面皮。蘆根汁解之。忌乳酪。

石斑魚 有雌無雄。二三月與蜥蜴蛇交。其胎及腸有毒。令人吐瀉。用魚尾草汁少許解之。

銀魚一名鱠殘俗名白飯甘平無毒。作羹食。寬中健胃。而無油膩傷中之患。

金魚 似鯉鯽。赤鱗。金腦。甘鹹平。無毒。治久痢噤口。入胡椒醬葱煮食并嗅之。

鰌魚 甘平無毒。暖中益氣。醒酒。治消渴。去尾燒灰同蓮葉研新汲水下。陽痿。煮食。收痔。同米粉煮羹下。

鱘龍　甘平無毒。補虛益氣。令人肥健。煮汁飲。治血淋。其子殺腹中小虫。忌丹石干筍。鱘鰉大者長二三丈。功用同。

河豚　甘溫有毒。海中者大毒。江中者次之。淡水中者又次之。散子必入淡水。得鹹則肥。得淡則瘦。其毒漸泄也。有二種。背淡青黑腹白無斑者可食。頗煖中。但助濕發毒動風。患脚氣癰疽忌之。若有赤黃斑赤嘴赤翅者大毒殺人。其肝及子同蜈蚣燒研香油調搽疥癬效。

其目拌輕粉埋地化水。搽脚上雞眼瘡。可拔根。製食須去子及嘴目與脊中肝內惡血并周身脂膜。以滚塩水泡去涎。煮忌煤火及煤炲落入。反荆芥桔梗菊花甘草附子烏頭。故食之一日內忌服藥。其子要入漬石灰水中。乃可煮食。中其毒者唇舌麻頭旋目眩。步行欹側。急以荻芽蘆根汁橄欖汁甘草汁等。或槐花同干胭脂末調水灌之。如腹絞痛昏倒者。糞清灌之。蝴蜞汁亦可。鴨血亦妙。

沙魚 即鮫魚 似鱉。無脚有尾。背皮粗錯。可飾刀靶。其肉作膾補五藏。功近于鯽。其皮治尸疰蠱毒（炙同龍角鹿角鹿角蜈蚣雄黃朱砂干姜細辛川椒射香蘘荷根。爲末酒服。）○翅名金絲菜爽脾胃。益人。

章魚　似墨魚而差大。甘鹹寒、無毒。養血益氣。

海折（卽海蛇）鮮者名水母。無口眼。以蝦爲目。色紅紫。（以姜醋煮食。）以石灰凡水去其血汁。其色遂白。以茄柴灰和塩淹之。（不去原血。）晒干。鹹冷無毒。治婦人勞損積血。帶下。小兒風疾丹毒。湯火傷。安胎。（取白的泡酒飲）能化物。不能自化。脾胃寒弱勿食。

鰕（俗作蝦）性跳躍。生青熟赤。風火之象。甘溫小毒。治小兒赤白遊風、（生搗敷）吐風痰。（同姜葱醬煮食，束肚以翎探吐）托痘（絞汁入藥）除鱉瘕、皮內隱痛。（作羹食）敷虫疽血風臁瘡。（同黃丹搗）壯陽補腎。（蝦米一斤，蛤蚧二對，茴香、川椒各四兩，并以青鹽炒，木香一兩，研，鹽酒下）是風能勝濕熱能助火也。蝦頭去風。白者入血分、下乳汁。無鬚腹中通黑者毒能傷人。風痰喘嗽人忌。小兒多食則足軟。

海馬 蝦類。形如馬長四五寸。雌雄成對。有交感之義。故令易產。（孕婦帶于身，臨時燒末飲服，并手握之）治血氣痛壯陽。

功同蛤蚧消瘕塊。同木香大黃白牽牛青皮巴豆入童便浸七日。去豆。爲末。水下。

鮑魚　腥穢可淡曝而不可著鹽。干則形如塊肉。耑取腥臭以滌一切瘀。積同氣相感也。辛溫入肝散瘀。血。治跌折。四肢血痺。婦人血枯經閉。煮汁送烏鰂藘茹丸利腸而不傷元氣崩中。能行卽能止。下乳汁。同麻仁葱豉煮食。用以煮肉。胎。沫盡解。滌垢膩之驗也。

魚生　雖沃以姜醋五味。而生冷之性猶存。多食令人爲癥瘕。爲痼疾。近夜食尤甚。惟久痢腸澼。丹毒呑酸胃熱病。宜此冷利辛辣并用以刼之。若時行病後胃弱人忌之。藏器以爲溫補起陽。謬甚。

忌與乳瓜同食。

各魚腦骨 皆消毒解蠱毒。煅服作器盛飲食。遇蠱即破裂。

諸魚鱗 治食魚中毒。煩亂。或成癥積。及魚骨哽。俱燒灰水服

魚子 唯青魚鯉鯽子可用。治一切遠年障翳努肉。赤腫疼痛。用活水中夏初春末生下草際者半兩。以硫黃水溫洗淨。石決草決青箱穀精黃連杞子炙草枳寔壯蠣蛇蛻灰白芷龍骨黃栢各一兩。白付白蒺酒芩羌活各五錢。虎睛一隻。切

七片。文武火炙干用一片。共研。午夜各服三錢。忌猪魚酒肉辛辣色事。凡遇惱怒酒色風熱卽疼者是活眼。尚可醫。如不疼。則不治

鰷魚卽鱅魚 甘溫無毒。煖胃。去頭眩。益腦髓。虛寒人以姜醋煮。老人痰喘宜之。蜜酒作膾食。多食動風。發瘡疥。有宿病者忌之。

紅眼鱒魚 眼赤。甘溫無毒。煖胃。和中。風熱、疥癬、痼疾人忌之。

白扁魚 身白。腹扁。鱗細。頭尾俱向上。肉中有細刺。甘平無毒。開胃。助脾。消水。令人肥健。惡瘡癧食

之發膿多食生痰忌棗　醃糟食佳

泥鰍　甘平無毒暖中益氣醒酒止渴壯陽同米粉煮羹調中收痔　忌犬肉

黃骨魚 即黃頰　無鱗似鰍而大腹下黃背上青黃腮下有二橫骨兩鬚甘平無毒醒酒祛風消水腫利小便

比目魚 即龍脷塌沙　甘平無毒補虛益氣力　增比魚形如比目身橫大而短微黑色功用亦同更暖脾胃

鰈魚　形似鱓魚而無骨鹹平無毒益氣養血干者

尤良

蒲魚（即少陽魚）形圓如荷葉無鱗口生腹下尾長可螫人甘鹹平無毒治白濁膏淋玉莖澀痛不益人背淡黃者佳中其尾毒令人痒悶以葛布灰調油搽

塘虱魚（即角魚俗名暗釘魚）形似鰍腮下有二橫骨能刺人甘平無毒補血滋腎調中興陽治腰膝痠痛

鮎魚　形似鰍而大重至三四十斤甘溫無毒益胃利水消腫治五痔下血肛門澀痛（同葱煮）醋煮開胃赤鬚無腮者有毒勿食　忌野雞野猪牛肝鹿肉

土鯪魚　甘平無毒補中開胃益氣血功近鯽魚但燎火動氣陰虛喘嗽忌之

赤魚　形似鮎魚身青二三月甚多甘温小毒動風發瘡疥不益人糟藏久味頗佳

赤賴魚　形如小鱔身赤大者長五六寸甘平無毒醒脾開胃煮醋或醃晒俱佳

白頰魚即白鴿魚　甘平無毒腹中有泥味微苦開胃益脾令人肥健

花螻魚即七星魚俗名泥魚　甘温無毒滋腎益血助陽補陰同

胡椒治寒痰咳嗽。

似白頳。身黑。有白點。

蘇壳魚（俗訛作蘇索）。似花鰽。口大身圓。黃白色。有鱗。大者長。四五寸。吞蝦。雖至小亦有子。甘平無毒。煖中益氣。其子尤佳。去腸胃則不發病。

本草求原卷十七

介部

龜板　凡介虫屬陰。皆能滋陰益血除。熱。使陽氣下。潛。生于水中。皆能利。水。其甲屬金。皆能攻堅而龜能伏息。首藏向腹。使任脉常通于。督。是由陰達陽以補陰中之氣。鹿鼻向尾使督通于任。由陽以行陰之滯而益陽中之血。主漏下赤白。熱勝濕則漏赤濕勝熱則漏白。破癥瘕。金能攻堅也。痎瘧濕熱痼結陰分則老瘧不愈。五痔大結大腸也。陰蝕。濕濁下注也。俱燒灰塗。肺合大腸腎主陰戶。龜板性寒除熱甘平消濕也。濕痺。四肢重弱。甘入脾走四肢甲屬甲胃主堅強。破瘀結。酒炙，同炒側柏、香附，童便浸炒為末，米糊丸，溫酒下。止久痢血痢。血麻痺，血崩。同鹿角燒灰，入四物湯服。皆陰氣充而血自調，濕熱自走也。時珍以為純陰，豈能走濕哉。且甲屬骨，又入腎而走骨。故續筋骨，治小兒顱骨不合。督脉附足太陽，入絡于腦，腦為髓海。唯任合督以為腎氣者治之。且龜有神靈，借其神氣得水火既濟之義，故補心，除驚恚，心腹痛，骨蒸寒熱。又血藏即風水之臟，陰氣不足，則血熱生風，故陰火痛風用為要藥。炙末，酒服。其治痘瘡，燒灰，酒下。難產交骨不開，炙，同髮灰、芎、歸，水煎。生胎死胎皆下。胎產下痢，醋炙服。塗臁瘡，帶炙，再煅存性，入輕粉射以葱湯先先搽之小兒頭瘡干燥。燒灰油搽。流火濕瘡。蟮血調塗。取年久枯敗腹板。久則陰氣全。新割者有毒。世以自死者爲敗板。既死精氣已脫。况恐爲蛇所傷。何益。水浸三日。去外衣。熬膏。則無腥臭氣。或酒炙、醋炙、酥炙、猪脂炙、燒灰。隨用。入丸散。須飛細。免滯腸胃。水龜板黑、白功耑滋陰堅骨。山龜板黃。長于風濕攻堅。胃弱、便滑及妊娠勿用。肉、亦益陰氣。補血通脉。久痢失血寒嗽宜之。甘酸溫。無毒。釀酒治痛。風拘急癱緩。是陰氣虛而成風濕。非外受之風濕。同花粉杞子雄黃槐花射煎服。治筋骨痛。食積肩腿痛。五味屬陰。傷于五臟之陰。必須益陰氣乃可。　龜尿走竅透骨。治聾。滴耳　中風舌瘖。點舌下　驚風不語。小兒龜胸龜背。用摩胸背　取尿法、以猪鬃刺其鼻。或以鏡照之。龜見影則淫發尿出　胆汁苦寒。治痘後目腫久不開。取汁點

鼈甲　肋色青入肝。龜用板屬腎　鼈用肋屬肝　鹹入腎。平入肺。能疎達肝氣。使腎經之真陰由衝任以上至于肺。冲任爲陰中之陽。附于肝以行真陰之化。故三陰脉唯足厥陰與督脉會于巔。龜運任陰以會督陽。是還真陰之元陰。根陽以生也。鼈達腎陰于肺。是達真陰之用。陰從陽以化也。故鼈无耳。以眼听。其胆大者。皆壽精于木。而上從乎金也。爲肝胆血分之氣經曰一陰爲獨使。從陰升陽也

藥。是疏肝。非補肝。主心以下至腹癥瘕堅積。致發寒熱。肝氣凝聚也。平以制之鹹以軟之去痞。亦肝氣滯也息肉。肺竅病。陰蝕。痔核。

惡肉。二便者腎之竅也。人肺腎以行陰氣軟堅。故治一切惡肉勞瘦骨蒸。往來寒熱。老瘧。陰虛血瘀而瘀結則勞生陰虛而邪薄于陰陰與陽爭則為瘧。久而不愈則結

為癥瘕而成瘧母。行陰氣以除熱散結。故為治瘧要藥。血瘕。腰痛。脇下堅。血結不消則新血無以養。而心下引腰脇俱堅痛治脚氣。足為三陰所起。陰虛不升。則不能召

陽下降。以和陰滯。尿不利。陽不得陰歸則小阻尿不禁。夢遺。陰氣不充則不固燒存性。酒童便葱湯下。取臭汗。漏下。炙末酒醋服。或醋炙加于姜訶子皮糊丸咳嗽

血。蛤粉等分炒加熟地以茶下瘀結而容熱不散之病盜汗。陰氣不流貫。則營衛不和泌

石淋。難產。俱炙末酒下。奔豚氣沖。醋炙同三棱末桃仁泥水醋煎稠酒調下。斑痘發喘。同燈心煎湯。火傷爛。煅灰糝搽。驚癇瘧腫殺瘵虫。皆肝血結滯也。行經阻。治腸癰。是皆以行散肝經血熱瘀結為益陰。故妊婦、及肝虛無結熱、胃弱或嘔、脾滑均忌。同血珀大黃酒服治血瘕癥積。九肋、七肋、得陽數。世有去下肋偽充者。重七兩者為上。龜宜小鱉宜大。醋煮去裙炙。治勞童便煮搗炙。或再以灶灰淋汁浸一宿煮爛熬膏用。

肉涼血益陰。治瘧痢。同生姜沙糖煮羹不用鹽。作丸服治虛勞腰痛。痃癖。脚氣漏下。帶下。血瘕。惡瘡。石忌莧芥菜鴨雞卵。頭善縮。燒灰酒服。治陰虛脫肛。婦人陰脫下墜。或同蝟皮磁石桂心爲末服。外用紫蘇湯洗淨。煆灰同百藥煎伏龍肝開油搽頭血塗脫肛。尤及風中血脈。目瞤脣動口喎。服小續命湯後。以生血調伏龍肝百藥煎塗。雞冠血調亦可。卵。塩藏煨食。止瀉痢。

牡蠣

鹹潮所結。水氣最厚。故氣微寒而平。金水合德。能制木火之浮。越且單生無偶而口左顧。又入一陽胆經。故治少陽寒熱。傷寒傳入少陽而寒熱往來。仲景有柴胡龍骨牡蠣湯。溫瘧洒洒。單熱瘧背洒洒然。卽白虎証中背微惡寒。爲火欲發而不能。從逆宜鹹寒泄之。驚恚怒氣。怒在心。而發在肝。筋急筋緩。肝病鼠瘻。卽瘰癧是三焦與胆木火鬱也骨節留熱。寒入膀胱腎故血虛營熱。肝主營金能制其開應潮長。其闔應潮退。得開合之樞。機又鹹能降陽歸陰。寒能化陽益陰。陽歸陰益。則水火調而開閉合度。故治遺濁。崩淋尿血泄瀉。尿數或不禁。自汗盜汗。陽虛症遺精有桂枝龍蠣湯赤濁有子午丸尿血有牡蠣散泄瀉有五味子九自汗有牡蠣散盜汗有栢仁散尿數有吐絲子散尿不禁有桑螵蛸散皆用之又陰虛症同杞地車栢治遺濁同地栢芍楡蒲黃青蒿別甲治崩帶同地冬芘芍神棗黃栢止盜汗同黃栢炒末小茴湯下治淋閉燒灰用水煎。止尿數同麻黃根作散收陰汗同杜仲煎固盜汗又同蛤粉糯米粉撲亡陽汗多。隨陽之虛實皆可用。世人但以收濇目之何以陽虛者不虛其鹹降陽亢者不患其斂濇耶

虛

勞虛熱。營虛惡寒陰陽兩虛補陽則燥補陰則濡惟收陽以益陰爲宜故虛勞症有豬膽丸惡寒有巴戟丸并用之又水濕所生。能利水濕化痰。論見龍骨味鹹能軟堅故入血而治赤痢消疝瘕痞積塊。瘰結核。同貝母消積癖痰結同柴胡去脇下硬同茶消項上結核同大黃消股間腫。心脇下堅滿痛。脾胃濕積塞其水路則肝無血以遺腎致熱壅液停而病同參歸地黃天冬車前姜汁糊丸塩姜湯下足腫加葶藶炒尿赤加梔豉腹痛加芍甘結胸。服陷胸湯無效。誤下傷胃不堪大小陷胸之攻伐宜理中湯理其中州加芩枳花粉牡蠣蜜丸導邪下行。止渴益水則止仲景有牡蠣栝蔞根湯。去大病後水氣。仲景牡蠣澤瀉散以導水壅。久服強骨節。魂魄堅固主堅強。殺邪鬼。平補肺則清肅之威也申延年。鹹寒益精之效　補陰生研外治煆粉。今人概用煆灰。灰豈能益陰哉。得甘草牛七遠志蛇床艮。惡麻黃吳萸。煆粉、傅金瘡。瘡腫。雞子白調撲自汗。

珍珠　蚌色蒼。入肝感中秋月光而孕珠。其體光明象離。入心其性堅白象金。入肺味甘入脾鹹氣寒。入腎無毒。主鎮心。安魂魄。除驚熱、去心肝肺虛熱之功止遺濁。腎虛熱也解痘疔。同豌豆髮灰油胭脂點去翳。肝熱則生翳。同甘石硼砂人爪甲冰片點墜痰拔毒治癲癇狂。同朱砂牛黃竺黃血珀犀角神遠藤勾金箔。陰蝕瘡。楊梅結毒。俱同鍾乳象牙牛黃沒藥明凡殭蚕蛀竹屑樺皮灰冰片。奇效下疳。人中白黃栢青代硼砂雞內金膩粉冰片、下難產。死胎。俱爲末酒下。胞衣。爲末醋下。明目。治聾。研末吹。煅灰、生肌。治湯火傷。忌著水著水則肉爛、入豆腐內煮過。布包。或同燈心研細服。不細則傷臟腑。

蚌肉　色青入肝。甘鹹冷、入脾腎。無毒。清熱。行濕。治雀目夜盲。肝腎病。小兒啞驚。活蚌水磨墨滴口中得下黑糞即愈。目赤昏。以黃連納入取汁點血崩帶下。皆濕熱病痔瘺。湯火傷。生炙水塗解酒熱丹砒石毒。生研灌。古人取方諸水以淸神魂。用蚌向月取水也。凡海中牡蠣蛤蜊蜆肉功用俱畧同。

蚌殼粉　枯殼生研，治反胃。（生姜汁醋調下。）雀目。（同夜明砂入猪肝內煮食。）痰嗽、（炒紅同青代末，用虀汁麻油調下。）痰積胸膈痛嘔。（同巴豆炒去豆，醋爲丸，以姜酒下。）臍腹痛，茴香湯下。明目消瞖、止痢。煆灰塗癰腫。（醋塗。）摻脚趾濕爛。皆清熱利濕也，其功與蛤粉相似。

牡蠣肉（俗名蠔）　甘鹹寒無毒。調中解酒，止渴，治丹毒。以姜醋煮食、生食。肥膚美顏。脾虛精滑忌。

蛤粉　鹹寒無毒。走腎經血分。潤燥清熱，降痰定喘。止嗽利濕。治陰氣虛上氣喘逆，（陰不爲陽守，則陽上逆。）水滿胸急心痛，（炒同香附末，白湯下。）氣虛水腫，（同大蒜搗丸，白湯下。）遺精白溺。煅同炒黄柏水為丸酒下。雀目夜盲。研炒黄蠟為丸入猪腰内蒸食。消堅癖。散癭瘤核腫。鹹耎堅。塗湯火傷。寒清火。腹單腫肢瘦。同防已葶藶赤茯桑白陳皮郁李仁蜜丸米飲下。血痢內熱。為末蜜下。血結胸脹痛。同甘草滑石芒硝末雞子清調下。更服桂枝紅花湯。衄血。同炒槐花。末新汲水下。乳癰。每三錢入皂刺末半錢酒下。肝癰。童便煅甘桔湯日三服。解鰾阿膠滯。故用之同炒。熱痰能降。寒潤之故。堅痰能消。鹹以耎之。濕痰能滲。火煅則滲、燥痰能潤。煅粉于冬時取瓜蔞連子搗成團風干用。

按蛤粉古人取鹹海、中、諸蛤之粉。凡牡蠣蚌蜆之類。均可併用。故李防禦、得市人嗽藥。以治痰嗽面腫。立愈。方用蚌粉少加青代。以淡虀水和麻油數滴服。立愈。而各本有以蚌粉爲蛤粉者。聖惠方又以米飲調白蜆壳粉治咳嗽。大抵海中諸蛤鹹寒。功用畧同。江湖蛤蚌亦利濕清熱。但無鹹水浸漬。不能軟堅耳。今人則但取白壳紫唇者爲蛤蜊壳用。間有諸蛤充賣。究亦無碍。　煎劑取枯壳生研。入丸散煆用。

蛤蜊肉　鹹冷無毒。止渴。開胃。潤腸。治老癖、爲寒熱。去血塊。醒酒。煮食服丹石毒。消水腫。利水。化痰。治崩帶瘤癭五痔。　諸海蛤內功同。

文蛤　即海蛤之殼厚有光彩紫花斑者。鹹微寒。入腎血分。滌飲。耎堅。平入肺。散外寒。鬱結陽熱于陰分。治咳逆。是指肺熱內鬱言　胸痺腰痛脇急瘰癧下血崩漏。皆熱結陰分血中藉陰寒同氣導之下歸　利水。治惡瘡五痔。耎堅　仲景治傷寒本應汗反灌冷水致熱鬱欲飲水而不渴。是鬱熱非真熱　皮上粟起。金匱治渴欲飲水并用文蛤散。爲末沸湯下　治反胃後渴飲有文蛤湯。皆散鬱開結除飲之義　塗痔蝕口鼻。蝦灰豬脂開搽　凡肺虛感寒致濕熱內鬱痰結舌燥者悉宜主之。加入麻杏二陳中以淸散隨後溫養腸胃。醋煮半日搗粉用。

蟶　生江湖中。似蚌蛤。閩粵以海田種之謂之蟶腸。甘溫無毒。主赤冷痢。制丹石。治產後虛熱。但性動濕天行病後忌。

蜆　似扁螺而小。甘鹹冷無毒。治時氣。開胃。利水。下暴熱氣。濕氣。腳氣。明目。通乳。解酒毒。目黃。糟煮食良。浸汁食。止渴。制丹石藥毒。生浸取水。洗疔瘡痘癰。多食發嗽。消腎。遺溺勿食。　飲食中毒。黃蜆

湯可解

枯蜆殼鹹溫無毒取陳久者佳止痢化痰止嘔治吞酸心痛白蜆殼更治卒嗽痰喘為末米飲下黃蜆殼尤治反胃同田螺殼研又白梅肉搗為丸煆存性人參砂仁湯或陳米飲下醋煮研用煆灰塗一切濕瘡功同蚌粉

淡菜　甘寒無毒生鹹水中而味淡補陰虛勞損精血衰少治婦人崩中漏下帶下吐血久痢血結癥瘕消宿食冷痛腸鳴腰痛産後瘦瘠理腰腳氣為消癭上品但多食令人陽痿脫髮一切海中苦菜

皆然不獨此也。一名海夫人。去毛良。

田蠃即田螺肉　視月盈虧。甘大寒，無毒。得至陰之水。精入腎以開熱結，治肝熱目赤，養去泥入鹽于內取自然汁點，或入珍珠黃連末于內取汁點。風弦爛眼，入銅綠于內取汁點。醒酒，蔥豉煮食。通尿閉，同鹽生搗敷臍下寸三。治噤口痢，搗烘熱入射貼臍。酒毒，口糜，下血，燒至殼白末研酒下。內脫肛，養淨泥入黃連末于內取水，先以茶洗淨點之。反胃，嘔噎，取養螺所吐泥晒干，藿香湯下。柿殼研服亦可。水腫，同大蒜車前子搗貼臍上。諸黃疸，杵爛入酒內浸汁飲。腳氣，搗敷兩股。痔痛，入冰片于內或人白凡于內取水搽，先以馬齒莧湯或冬瓜湯洗。瘰癧潰破，連殼燒存性開油搽。疔瘡惡腫，八冰

片取水點手足指瘡生搗敷妬精陰瘡和殼燒存性入輕粉研敷煮食
利二便去腹熱浸汁飲止渴解丹石毒　其靨煆
存性去目翳　其殼甘平燒存性治尸疰心腹痛
爲末以烏沉湯寬中散之類調下絕妙反胃方見蜆殼急驚取年遠白殼燒入射水調
灌止上下血取枯殼研服小兒頭瘡瘡瘍臁水燒摻或油開搽
蜆殼鹹溫蚌殼鹹寒此則甘平功雖近而少殊
故反胃方蜆殼與蠃殼同用用者審之溪澗螺螄
形小而殼厚得水氣多與田螺得土氣多者似異
但其殼肉皆旋轉皆能轉運濕熱下行功用無別

嶺州溪澗中螺肉青碧可愛焙干以充方物但冷利多食則腹痛泄瀉急磨木香酒解之

白螺螄殼　生于屋下陰濕之地升于墻壁之上朽腐而粘于墻屋間風日吹曝其色大白氣味雖甘寒而金氣尤厚凡蛤殼皆外剛屬金而此尤足于金故能燥濕運脾以開痰結凡痰瘀肺氣而爲心痛膈痛胃脘痛或反胃皆宜燒存性酒下

瓦壟子　一名魁蛤一名蚶又名瓦屋　甘溫無毒其肉紅益脾胃血溫中健胃起陽治心氣痛冷氣風痛痿痹癇膿

血血調之功潤臟。止渴。利關節。服丹石人食之、免生瘡腫熱毒。其殼如瓦屋之壟、故名瓦屋。俗名毛蚶、又干其殼之壟厚大者名血螺、蚶音欽。甘鹹無毒。燒通。醋淬成灰、消血塊、治跌打積年胃脘瘀血疼。痛。散瘀積。單用醋丸消胃脘瘀積、鹹耎堅故也。以殼灰泡湯醃橘粉、則發鬆異常。連肉燒、敷走馬牙疳妙。同鱉甲消瘧母、化痰瘀、惟血螺殼功大。

玳瑁即瑇瑁 甘寒。無毒。入心脾、涼血解毒。破癥結、消癰腫。止驚癇、心風。除煩熱。行血氣。利大小腸、解蠱毒。磨汁服或刺其血飲最效百藥毒。治傷寒熱結狂言。解毒清熱之功。

等於犀角。預解痘毒。及痘瘡黑陷，心熱血凝也。同犀角俱生磨汁，入猪心血少許。紫草湯下。迎風目淚。心腎虛熱也。同羚羊角、石燕為末。薄荷湯下。生用過湯火則無功。

海粉　是海中介物，吐沫于沙石而成，如蜂之釀蜜不殊。形如粉線。色碧，鹹寒，無毒。入肝腎。養陰，清散頑痰、癭瘤積塊熱毒。景岳曰：熱痰能清，濕痰能燥，堅痰能軟，頑痰能消，可煎可入丸藥。

蟹　生青熟赤。鹹寒，小毒。入心肝腎。除熱散結，破血。主胸中邪氣熱結痛，喎僻面腫。皆瘀血為患。能敗漆。生搗塗漆瘡。

塗湯火傷。散血之功。續筋。去殼用黃搗爛微炒罯瘡中。筋即連接骨。生搗以熱酒冲入飲醉。以渣塗之半日。骨內谷谷有聲即好。干蟹燒灰酒下。亦可。養筋益氣。醋煮利筋節。理經脉。消食。產後血滯腹痛。酒煮食。治解顫。以螯同白芨末搗塗。螯俗作儈。解鱓毒。蟹居蛇蟬穴。蛇蟬畏之。故食蟬中毒。食之即解。治疥癬。搗膏塗。耳聾。搗汁滴。瘧疸。燒研酒糊丸。日湯下。和血解濕熱。

妊娠忌食。性逆水橫行故。

凡赤物多熱。惟蟹獨寒。清胃動風。跌折熱瘀宜之。若血寒結、忌。又忌與柿同食。又單螯、獨目、六足、四足、腹有毛。背有點。足斑。目赤者。毒能傷人。冬瓜紫蘇蒜豉芦根各汁可解。

蟹爪、肉及殼內黃。

納金瘡，可續斷筋。蠏爪破胞催生下胎。同甘草、阿膠、東流水煮服。如一手脈活動，一手沉著，是雙胎，一生一死，服之則死者出，生者安。一方同玉桂、瞿麥、牛七末酒下，即墮胎。以爪易脫而又散血也。止產後血閉，酒醋煮。殼煅存性，治崩中腹痛，米飲下。凍瘡及蜂蠆傷，蜜調塗。蓄血發黃，胸脇痛而不浮腫者，黑糖調酒下。若浮腫為氣病，不可散血。兒枕痛，乳癰硬腫，酒下。辟虫、虱，燒烟熏。鹽蠏汁治喉風腫痛，細嚥之。

蟛蜞、鹹冷有毒。解河豚毒。取膏塗濕癬疽瘡。

石蠏、生溪澗穴中，小而殼堅赤。敷久疽瘡妙。

蟛蜞螯光，若螯有毛者，名蟛蚏，有毒，令人吐下。其生沙穴中，見人即避者，沙狗也。功味勝於蟛蜞，時

珍謂不可食非

鱟音后子　善候風中青血蒼其肉鬆脆辛鹹平微毒散肝腎肺血結治痔殺虫尾及骨治産後痢腸風下血崩中帶下燒灰水飲下須先服生地蜜煎等久嗽呀呷有聲殼同川貝桔梗牙皂蜜凡含化吐出惡血即愈胆治大瘋殺虫同白凡緣凡輕粉水銀射末井華水下取下五色涎爲妙子如珠粒檀食功同于肉　殼灰油調搽子粒瘡

石決明即九孔螺　一名珍珠母鹹平無毒軟堅滋腎除肝肺風熱爲磨翳障要藥同谷精草末猪肝蘸食治痘後翳同木賊焙末

姜棗湯下。治肝虛瞖。治青盲雀目。同蒼朮末入豬肝內煮。先薰後食。羞明怕日。同黃菊甘草煎。五淋。單為末。水下。淋中有耎硬物。加朽木粉。痔漏風熱入肝。煩擾不寐。遊魂無定。同龍齒及養血藥用。解酒酸。將酒盪熱以末攪入。骨蒸勞熱。益水之功。點外障。但消伐太過。不宜多服。

如蚌而扁。片殼無對。七孔九孔者良。鹽水煮一時。研細。水飛用。反雲母。惡旋覆。

海螺　大者如拳。青黃色。殼可為酒器。其肉比諸螺尤美。治心腹熱痛。但甘寒而冷。腸胃虛寒忌。

沙螺　生沙中。大五六分。長二三寸。兩頭一樣大。[illegible]

青黑色甘寒無毒消火解酒止渴去積熱

蟶　形如蜆而大殼青黄色甘温無毒壓丹石解酒但濕熱動風發瘡疥咳嗽人忌

沙白　如蟶而大殼黄白光滑甘温無毒補虚除煩熱止渴令人肥健

海参　甘鹹微寒而滑無毒潤五藏滋精利水但瀉痢遺滑人忌之宜配濇味而用烏色者良。紅者損血。刺參甘温煖腎益精。治痿。

角帶子　甘平無毒治消渴下氣調中利五藏滋眞

陰。止小便。消腹中宿物 產新安縣九龍者佳。別

產少益。

本草求原卷十八

虫部

蜂蜜 合羣花之味以成甘。有變化之妙得露霧而氣平。故入胃脾。生則清涼。熟則溫補。主心腹邪氣。味爲陰歸形形歸氣。甘平和陰以調營衛通三焦。故心以下及大小腹腸肋。凡六淫七情之邪氣可除。諸驚癇痓。皆厥陰風木之病。所謂安五臟諸不足。氣清和而味甘。施之陰陽內外皆宜。況脾爲五臟之長。脾溫潤則皆潤。止咳。明目益氣。補中。氣充于谷。陰爲中宮。潤五臟以通三焦。則脾氣暢而虛熱除。中自得補。止痛。甘能緩急。解毒。變化甘平之用。除眾病。和百藥。合諸花英華醞釀合一故也。潤

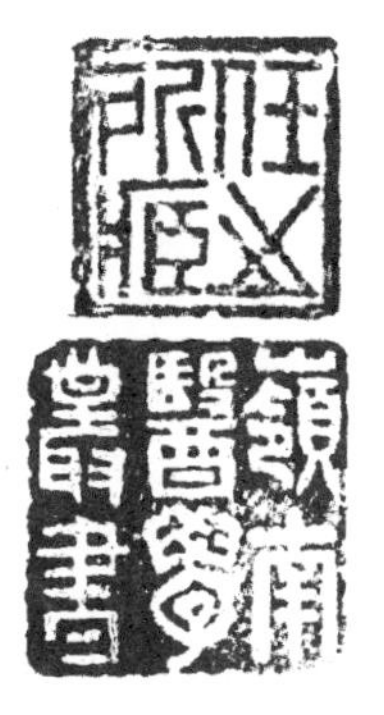

潫通大便。仲景有蜜導法治痢姜汁和服解毒潤腸產後口渴。熟水調服難生橫產。同麻油煎服。天行鹵瘡。斑瘡忽然遍身如火瘡皆戴白漿隨決隨生。不治數日死。以蜜搽之兼合升麻煎拭之湯火傷。同薤白搗塗。疔腫。刺破同蔥研塗疔出以熱醋淋但性滑潤。脾虛腸滑及濕熱痰滯嘔家。酒家、并忌。故瓊玉膏用糖霜、枳朮丸用荷葉包飯、佐金丸用米飲。牛黃丸用蒸餅、黑錫丹用酒麴、磁硃丸用神曲、虎潛丸用酒。香連丸用醋。茸珠丹用紅棗。滚痰丸用水泛。各有所宜。今人槩用白蜜。殊失製方之意。白如膏者良。點眼明目。味微苦者點眼去

熱膜味酸者不堪用。用銀石器每蜜一斤入水四兩慢火熬掠去浮沫至滴水成珠爲度每斤蜜一斤入酒四兩再熬沸爲丸則藥力易化

以姜汁煉治癲

虛熱忽生四肢不和。飲蜜良。同蘆根汁梨汁人牛羊乳童便治噎膈便燥。忌與生葱同食。

黃白蠟

黃蠟曬百日。或炸八水中十餘遍。即白。

蠟淡得五味之元故八中土以返于元陰。

蜜甘蠟淡。猶瓜甜蒂苦。見物之極也。素問以淡爲五味本。此味由甘而淡。是返其始也。各臟不足。各取本味以調之。虛甚則取淡以維之。

氣平又得五味之全。以和中不偏。黃者益血補中行經脉。治下痢膿血。

千金同阿膠連栢當歸末陳倉米飲下治熱痢。及產後痢。一方去歸栢加羊脂

烏梅髮灰。治虛中留滯久痢。華佗用雞子去白入蜜醋蠟煮令勻。和黃連髮灰末。熬為丸治痢膿血食入即吐。是皆還脾陰之元。補中寓瀉也。俗以蠟為收濇者謬。○續絕傷。生肌止痛。○胃為五臟之原。脾主肌肉。完其元陰之氣則然。護膜解毒。○蠟丸取蠟護陰。白丸收陰也。肺虛膈熱。咳嗽而煩渴音嘶。○淨蠟溶為丸。蛤粉為衣。臨臥先嚼胡桃。後服之。○白蠟功同。○止血。○消腫而痢白膿者用之較勝。○溶化和酒服。治胎動下血欲死。○茯苓淡而輕。故主滲泄。蠟淡而堅重。故止痢。火熱暴痢勿用。○又戚喜丸治濕熱白濁遺精亦用之。同阿膠三錢溶化入連末五錢勻服。仲景名調氣飲。治赤白痢。腹痛後重面青。此方與前三方。皆治痢之神劑。同輕粉珠片黃柏鉛丹蛤竹屑葱白猪脊髓治陰蝕惡瘡。同兒茶鉛丹胡粉粉霜及水龍骨黃柏猪胆汁猪脂熬為膏治內外臁瘡。○包大

黄為丸涼脾不損胃胃寒脾熱宜之

露蜂房　蜂黄黑能螫人致死。故房有小毒。而能攻毒。且房懸樹上。屋中小蜂房無用。得風露陰陽交蒸之氣。以治陰陽分離之病。味苦鹹能降陽歸陰。氣平屬金散陰以扶陽兼殺虫。主驚癇癲疾。陰虛而陽離以上逆則陰陽相并發為癲癇。瘈瘲寒熱。金平風木以散邪。邪氣鬼精。陰陽和合則邪鬼自退。蠱毒腸痔。風露之氣能滌痰垢。且取其攻毒也。附骨疽。根于藏府之陰虛也。惡疽歷節腫疔腫。皆攻毒之用。上氣遺尿不禁。燒灰酒服。崩漏無子。為末酒服。陰痿。燒灰新汲水服最興陽。陰毒腹痛。燒灰同葱白研敷男左女右手握陰臥汗出即愈瘰癧成瘻。炙研豬膏調搽。牙風腫痛。酒浸含漱，或以鹽實房孔燒過擦之，鹽湯漱去。積痰久嗽，小兒重舌。酒和敷舌下。殺牙虫。同鹽細辛水煎含。治喉痺腫痛、燒同殭蠶為末吹，或以乳香湯下。妒乳。燒灰水煎二錢，去渣服。○房蒂名紫金沙，治舌上出血。同川貝、蘆薈，蜜丸，溫水下八分。諸症屬血氣虛，無外邪及瘡潰後，勿用。焙，同石綠、桂、達、參、朱砂，以粥為丸，白湯下，治五癇。同京墨酒服，治崩漏。同髮灰、蛇退，燒酒服，治惡疽、附骨疽、疔腫、瘰癧、節腫。塗瘡腫，醋調洗瘡，煎用。十二月采，洗去泥，蒸半日，曬干，炙黃，或不炙，各從原方修治。

虫白蠟與蜜白蠟殊。蠟樹屬金，得收斂堅強之氣。其葉能治瘡腫。虫食其葉，吐涎成蠟，為生肌止血。尿水以之加入涼血藥中甚效定痛。補虛。續筋。接骨要藥。同合歡皮入長肉膏中用神效治下疳。服之未成即消已成即歛腸紅入鯽魚腹中煮食殺癆虫。止咳。止瀉。潤肺。厚腸胃。俱宜與合歡皮同用

五棓子即川文蛤。鹽膚子木上虫食其汁。老則遺種結毬于葉間。故治多同鹽膚子葉味酸苦澀。氣平。無毒。是水氣先從木以致于金。而金即效其下收之用于水木也。鹽膚子皮中有鹽是水氣凝內而透于外也治風毒眼腫。癢痛。澀爛浮翳。瘀肉。同蔓荆爲末。煎汁熱洗。齒宣。走馬牙疳。同青代枯凡黃栢研先以鹽湯漱口。摻之。咽中懸癰舌腫。喉痺。同殭蚕甘草研白梅肉和丸含咽。

咳嗽。五棓善收頑痰解熱毒黃昏咳嗽。乃火浮肺
中。不宜用涼藥清之宜合五棓五味降而斂
之若肺有實火及 風濕。風毒。疥癬。濕爛。已上皆陰
暴感風寒勿用。 虛陽浮而
風淫宜水氣上奉于金以收之又熱毒化 心腎陽
風以致濕爛得燥收之以歸陰而爛自已
虛。遺精白濁。小便餘瀝。同茯苓龍骨丸服。一瀉一
補是能瀉而後能秘也。
脫肛。煮爛蕈之內 洩痢。同炒倉米白丁香細辛花
服參芪升麻 椒爲末蜜湯下。忌魚肉。
子腸下墜。止血。斂汗。調焙研津唾塗臍上解酒。止消渴。斂潰
瘡。金瘡。已上皆陰虛而陽散于中。下。楊梅結毒。同
宜水借金氣以收之于下也
骨小薊皮硝甘草 小兒白口惡瘡。狀似木耳。同青
苦參葱頭煎洗。 代研
吹 其色黑。可染髭鬚。 瀉非虛脫者勿用。 蜀產如

菱角者佳。去虫。炒黄研。以濃煎松蘿茶。每棓一斤。用茶半斤。熬攪至稠。又用糯米湯煮一日。如稀糊。俟味不澁止。晒干。或單用糯米粥湯煮稠。俟七日發出黃黑毛。再擂晒。罨干。又擂又晒至可丸。其味甘酸。最生津。化一切膠痰。　入湯生用。入丸罨炒。染鬚炒至烟起。以濃茶潑之。炒至烟盡。布包壓干爲末。

塩麩葉子　俱酸鹹寒。除痰飲咳嗽。生津止渴。解熱毒。酒毒。喉痺。下血。血痢。功同五棓。

百藥煎　五棓每斤入桔梗甘草細茶各一兩。爲末。入酒麴二兩。酒糟四兩。擂勻。置糠中窨。待起如發麵狀。作餅。晒干。味酸鹹。帶甘。性浮升。治上焦痰嗽。熱渴。含嚥尤宜。收濕。消酒。治牙齒宣蝕。同五棓青鹽煅各錢五銅綠一錢研摻之。面鼻疳蝕。同荆穗燒。便血。末米飲下。血淋。煅同車前黃連木香滑石爲末燈心湯下。口舌糜爛。喉痺。風濕。諸瘡。久痢。脫肛。消腫毒。斂金瘡。染鬚髮。煅一兩同針砂醋炒蕎麥麵各五錢以荷葉熬醋調刷荷葉包一夜洗去。同黃芩橘紅甘草等分。蒸餅丸干咽。定嗽化痰。同細茶荆芥海螵蜜丸含化清氣化痰。入滾痰丸中能收一身頑痰歸于一處而後利下。最效。

桑螵蛸　螳螂深秋乳子作房。粘于桑枝。至芒種火旺時。子出而房存。味鹹氣平。是辛金趨丙火以歸于。水。故能甲肺金治節之權。運達三焦。氣化使腎之作強。得其。用。主疝瘕血閉通淋。利水。三焦者水瀆之府。太陽之別。治節行而三焦達。則中下之虛滯自除。如用他樹者以桑皮佐之。桑皮行水達腎益精生子。治陰痿腰痛。水足火達也主傷中。桑氣能續傷。失精遺尿。寇宗奭治女勞。尿數如泔。心神恍惚。同參歸菖遠龍骨茯神龜甲醋炙等分研。人參湯下。能安神定志。治健忘。或日同黃芩則利水。同龍骨則治遺精白濁盗汗尿數。然觀古方治婦人胞轉。小便不通。及妊娠遺尿。小兒夜尿。皆用此一味。炙爲末米飲下。可知能行。即能止。得金水之精專。而水道自安常也喉腫。同馬屁勃蠶九犀角湯下。但鹹平雖走腎利水。然得秋收之氣。失精遺尿。火太盛者、宜少用。熱水浸淘七遍。焙干。或醋蒸湯泡煨用。免作瀉。畏旋覆生研塗出箭簇。螳螂同巴豆亦出箭簇。敷後癢極即出。以黃連貫衆湯洗石灰傳之今人多用蜣螂。出後敷生肌散

白殭蠶　桑本水土之精。蠶食之而氣辛平。味鹹。是水土歸金矣。乃蠶病風死而殭直。殭者、金化木也。色白者、木從金也。故能清金平木。散經脉之結氣。以除熱化血而消痰。脾胃之清氣上于肺。肺陰入心生血。以化于胃。統于脾。歸干肝。肝主一身經。絡。若肺傷而脾胃不清。則經脈傍絕。液不化血而化痰。唯木從金化。故直入風臟

以行經脈。主小兒驚癇。陰陽濇而肝氣逆則經脈阻絕鬱熱成痰而病。夜啼。蠶三眠三起。有合于衛氣出陽入陰之妙。去三蟲。虫乃風木所化。金主肅殺。滅黑黚。令人面色好。水上滋金也。男子陰囊。金制風。鹹除痒。咽腫喉痺。三焦之火與肝風上壅。經脈阻逆聚血成痰之病。風痰結核。瘰癧。頭風。痛痰瘧。癥結。風虫牙痛。瘙癢。血病。崩帶。皮如鱗甲。下乳。滅瘢。皮膚風疹如虫行。丹毒。疳蝕。金瘡。疔腫。皆取其散結行經。耳。凡內風外風。無論陰陽。各隨主治而咸宜。因其感風而殭。以之治風。同氣相求也。頭蠶色白而直。食桑者良。糯米泔浸一日。待桑涎浮出。去絲綿嘴足。焙或晒干用。凡色白屬金之藥。俱忌炒。若溫死之蠶。以石灰淹白者。用之有害　惡桑蛸茯苓桔梗萆薢。同白凡枯凡等分研。以姜汁竹瀝調灌。或加薄荷。治急喉風風痹。為末。葱茶調下。治偏正頭風　同蜜炒黃連。摻重舌木舌妙。同衣中白魚并華水下。治血崩。　同淮苓蘇杏苓防藿桔五味百合。治風熱久嗽。　同丹砂牛黃胆星蝎尉犀蟬藤勾竹黃。治急驚客忤。　煎湯浴治小兒膚如鱗甲。名為驚疳。亦名胎垢。　崩帶由風熱乘肝者。亦多用之　同炒山甲。酒下。治三陰瘧。　為末蜜調。治小兒撮口噤風。氣喘及口瘡通白。并風痈蝕瘡。　同衣魚鷹屎白。滅瘡痕。

原蠶蛾　一名晚蠶　取雄蛾　性淫氣熱。浴焙于大火之候。而味鹹。是火中之金。趨歸于水。食桑而得水土之精　能使肺氣歸于命門以返眞陽于眞陰故益精氣陽中之陰化則精氣足强陰道交接不倦强志生子固精止尿血白濁好顏色補中輕身陽主輕捷取晚蠶初番出未交之雄蛾紙封焙干椒拌密藏則不蛀去頭足翅炒研用早蠶及三四次出者無用爲末蜜丸常用火焙勿令塵濕以酒下治陰痿并治血淋疼痛鹽湯下治遺精白濁又爲末傳刀斧傷止血生肌得菖蒲酒其功即減觀其止淋濁則非一于强陽可知

原蠶沙即晚蠶屎

蠶趨陰歸陽其屎趨下轉化甘辛而溫更能歸陽以化陰爲風濕之專藥主腸鳴熱中

消渴陽趨于陰之效。凡濕鬱不化。久成風毒冷痺。關節緩弛。皮膚頑痺。腹內宿冷。腰脚冷痛。冷血內瘀。風在陽經則關緩。在陰經則關收。此以辛燥去風勝濕。使陰化于陽。是治風冷病于陽。而陽不能衛者。宜炒黃袋盛浸酒服。炒熱絹包熨之俱可。寇氏以酒拌。甑蒸于暖室中。鋪油單上。令病人以患處卧沙上。露頭面。厚盖取汗。以防昏悶。未愈間日再作。治風弦爛眼。麻油浸二二三宿。加瓦炙雄黃研塗。目胞屬脾。有風濕則生虫弦爛。又治蛇串瘡。有人食烏脾蛇。身變黑漸生鱗。用以蚕砂日服五錢。盡斗二二而愈。血閉。血漏。同伏龍肝阿膠末。溫酒下。腹中癥瘕。同桑柴灰汁。煮鼈肉作丸服。陰虛有火勿用。淘淨曬干。

按蠶吐絲爲經。故走經絡。凡風濕癱緩固宜。卽血虛不能養經絡者。亦宜加入滋補藥中。

蠶繭　甘溫屬火。而作繭退藏。得桑之陰精。能瀉膀胱相火。引清氣上朝于口。離中有坎止消渴。繰絲湯及絲綿煮汁功亦同。瘡疽無頭者。燒灰酒服。用一枚出一頭二枚出二頭。腸風大小便血。淋痛。同蠶紙并燒灰。蠶沙。殭蠶并炒等分研。加射少許。米飲下。血崩食桑得木氣之全。故入風藏治血。宜早蠶。

蠶蛻皮　即老蠶眠起所退皮甘平。治目瞖。較蟬退更捷。得脫化之妙也。微炒用。主崩下血。同槐子炒末酒下。熱淋。和射水下。是金合于水火。以生血之義也。但難遽得。令人以出過蠶之紙代之。燒灰用。又治走馬牙疳。蠶紙灰。同白凡。射香。蜜調貼。纏喉風。蜜和灰爲丸含化。小便淋痛。同射米飲下。排膿穿毒。按蠶沙宜原蠶。取夏蠶陰從陽化也。繭與紙宜早蠶取金氣由陽入陰。還離中之坎助火以生血也。

按蠶沙紙一尺燒灰食。即絕孕。須愼用

附黃絲絹 即蠶吐黃絲所織未染者。煮汁服。止消渴。産婦脬損。小便淋瀝。以炭灰淋汁。煮極爛洗去灰。加入黃蠟白蜜茅根丹皮連根木白芨煎服。勿作聲。洗痘爛。燒灰止諸血

蜻蜓 生水中。微寒。澁精。赤者、性熱。煖水臟。壯陽。强陰。

蝎

色青入肝。氣平。味辛甘。宣肺補土。以平木。有毒。凡土虛肝乘者。能化故治諸風眩掉。皆肝病。急慢驚癇。以薄荷葉包炙焦。白湯調下。中風口眼喎斜。抽掣不遂。同白付僵蠶爲末。酒調下。風淫濕痺拘攣。瓦上炒。入射酒下。腎冷臍腹脇痛。焙研。泡童便下。小腸疝氣。和射香。酒下。臍風撮口吐沫。酒塗炙爲末。加射。銀花湯下。橫痃不收口。同胡桃煅研。北芪銀花湯下。月事不調。寒熱帶下。同歸地姜活柴胡丁香煎。散血分之風熱。胎驚發搐。蝎梢同射。耳聾。瘧疾。形緊小者良。全用去足。或單用尾。尾味苦屬火力尤捷。滚醋泡去鹹。或水洗。炒干用。蝎螫人。塗蝸牛。

或敷泥水。或以冷水漬之

斑蝥（俗作斑猫）辛寒。有毒。破陰。結。潰毒攻。瘀。治瘰癧。肥皂二斤去核。每莢入斑茅四粒。線扎蒸。去斑并皂皮節。得皂肉十兩。入川貝二兩。花粉元參甘草薄荷各兩半。為末。以肥皂搗為丸。白湯下。後。腹痛勿慮蓋瘰癧必有毒根。治以斑蝥地胆為玉制度如法令其根。從小便出。如粉片血塊爛肉。是其驗也。但小便必濇痛。以木通滑石燈心等導之。○斑蝥捕得尿射出。臭不可聞。故直走溺竅。利水下敗物。○一方每一兩。用米一升同炒。至米焦去米。入薄荷四兩研烏鷄子清為丸。蠟茶下三丸至五丸日減一丸後又日加一丸 破石癃。血積。血疝便毒。每三個。入滑石五錢。白湯下。毒出小便痛。以車澤朱苓木通飲 下癲犬咬毒。先于患人頭上拔去紅髮二三莖。以斑蝥七枚糯米同炒熟。并研末。加六一散三兩分七次。白湯下。或加蟾蜍汁更妙。瘡口于無風處去惡血。小便洗淨。髮灰敷之。俟小便泄下。如狗肉形三四十枚。毒始盡。瘡爛死肉。煆之存性。猶能爛人腸胃。故前二症。用米同炒。宜去質用。米但取其氣。更穩。墮胎。夏秋生食荳花。青黑斑者爲斑蝥。色赤者爲紅娘子。食芫花色青綠者爲青娘子。又名芫青。食芫花。尤毒。春生食葛花。頭赤身黑爲亭長。冬入地。頭黑尾赤爲地胆。四虫本一物。而隨時變化。其功畧同。但紅娘更破血蠱下瘀。功同水蛭。芫青尤走氣破水。二者皆消目翳。亭長通經絡。甘草湯下。腹痛食黑豆湯。地胆除鼻瘜。下石淋。其餘悉同斑蝥。俱去翅足糯米炒去米用。

水蛭俗名黄蜞鹹走血。苦平勝血。性噉血。主通肝經。破一切堅積瘀血。同射香酒服治跌打畜血炒。因月閉或血瘕而無子。痛風。痛則血結。利水。得水而生。墮胎。色黃挑之易斷者是。若泥蛭頭圓身濶。能損人目。呆展開腹有子去之。米泔浸。晒干。猪油熬黑。研細。以少許置水中。七日不活。方可用。倘炙不透。雖為末。經年得水猶活。入腹能嚙人腸胃。犯之、腹痛面黃。飲泥漿水。或牛羊熱血同猪脂飲。乃下。或飲梅漿水即化。

蝱虫即噉牛馬血蝇又名蜚蝱。苦泄血結。微寒泄三焦迫血上、壅之火、蛭治瘀于下。此治瘀于中上。有毒。治一切血積堅瘕寒、熱。因血蓄而發寒熱也。用二十枚丹皮一兩酒服。跌墜之血。化爲水。若久宿血入骨節二味等分加入四物爲丸治經閉而不傷血。通血脈、利竅。除喉痺結塞、火迫血上壅癘風。耳鳴。尿秘。皆血積所致。墮胎。去翅足。炒熟用。

䗪虫即土鱉生屋壁及平原暗濕土中。狀似鼠婦而大者寸餘。形似小鱉。無甲有鱗。鹹寒入血軟堅。有毒。以刀斷之。中有白漿。湊接卽連。復能行走。故破堅血。續筋接骨奇效。治血積而心腹寒熱。血凝則經絡阻而陰陽乖

同大黃桃仁酒下，破干血。木舌腫强，同食塩煎熱含吐涎。重舌，同生薄荷汁帛包捻患處。口瘡。俗名山蟑螂是

蟬蛻。禀水氣味而鹹寒。仲夏變化。吸風飲露。不食而生。得清陽以化。故治形氣不化諸病。退目翳。催生下胞。皆形結不化。治目痛赤腫。發瘡疹痘癢疔腫。氣皆結不化。更用壳以行皮也。風熱成內外障。清陽之氣能從陰暢陽。中風失音。其聲清响故。止小兒夜啼。晝鳴夜息故。蟬類甚多。唯大而黑者爲仲夏發聲。取其從陰以達清陽。故古方惟慢驚及癎症。于補劑中用之。風熱則仍以風熱主

劑。畧加之以達陽。非徒以金制風。以寒制熱之說。果爾。則古人何以謂秋鳴者無功、　蟬身治小兒驚癎天弔噤風夜啼。用下半截爲末二分。入辰砂以藤勾湯下。癲病寒熱音啞。下胞出胎。小兒陰腫。因坐地風襲及虫蟻所吹煎水洗後仍服五苓散　俱取其由陰脫化清陽之效。但皮膚病用蛻。藏府經絡病。用身。從其類也。且蟬腹更通聲。豁痰全用則攻毒。　洗淨去翅足用。殼同犀地冬翹紫草銀花治痘血熱不起。　同蒡葛冬、薄甘元參花粉赤檉柳治痧疹　同全蝎輕粉乳汁治小兒初生噤口不乳　同殭蠶醋塗疔瘡毒腫。炒研酒下。治膚疹。風熱瘡破傷風。羊肝湯下。治痘後目瞖。

蜣蜋　鹹寒有毒。喜入糞土中。取屎丸而推轉之。故名推九。能入腸胃推轉熱毒。爲癲狂驚癎瘛瘲。仙品。又以一枚爲末。入水于滾湯中熬熱。去渣飲。治急慢驚。治暴噎吐食。以二枚入生姜內煨。又陳皮二錢同巴豆炒。去豆用皮同研。吹喉中。吐痰二三次愈。噤口赤白痢。燒研酒服。二便久閉欲死。男用頭女用身七個同土狗七個男用身女用頭焙研水調下。脫肛。燒灰。入氷片少許糁托入。引痔虫。爲丸塞下部。虫出盡永瘥。止痔漏出水。陰干。入氷片少許。紙撚蘸插入漸漸生肉。藥自退出而愈。敷附骨疽丁腫。同大麥搗出箭鏃入骨。同巴豆微炒搗塗待痛定癢極乃撼動可拔。小兒積滯包土燒食。甚效。畏羊肉石羔。一方肛門痔漏有虫。痛痒膿血。取七枚同新牛屎五錢肥羊肉一兩搗爲丸綿包塞肛中。虫即隨大便出其與羊肉合用者。取其相反激其氣以奏功也。**五月五日采蒸藏之。去足火炙用。勿置水中。令人吐。**○按貼疔瘡。用蝘腹下肉稍白者爲蝘心。更效。但食羊即復發。

螻蛄即土狗 鹹寒。**下降。穴土而居。故治水腫。**取下截同甘遂末。以商陸汁一匙。白湯下。面腫者同輕粉嗃鼻。○上半截則濇。反止二便。**利二便閉急**同蟯蝘研。以向南樗皮湯下。用法見蟯蝘。**下胎下胞。**以下半煮湯服。立下。**通石淋。**○同盐焙研酒下。**下哽噎。**炙末吹之。**且立夏陽盛則鳴。又能從陰透陽。故治臍風。**同甘草研敷。**出肉刺。**○**潰癰腫。**○俱生搗塗之。**瘰癧。**○生研。入炒丁香和貼。**止頭風。**同五棓全蝎醋糊爲餅貼。**通耳聾。**同山甲射香。或加地龍白凡全蝎雄黃以葱涎和塞耳。其治奔豚。即導水濕之力也。同山甲故紙海藻茴香木香黑丑全蝎吳萸爲末入蘿蔔心內加糯米同煮飯爲丸鹽酒下。夏至收善飛之雄。雌不能飛晒干去翅足炒用。夏至後則陰氣盛而不能透陽。故無取。

蜈蚣一名天龍。蛇應巽。已屬風。而此能制蛇。善走竄。辛散濕達。故能截風散結。辟邪。治急驚。炙末。入朱砂輕粉乳汁爲丸。臍風撮口。炙末。豬乳調下。天弔反張。炙去頭足。入射研吹鼻至目合乃止。瘰癧。同茶炒香。先以甘草水洗。付之。丹毒瘤腫。同白九雷九百部末醋調塗。便毒初起。炙末酒調下。痔腫。炙末。入氷片少許。唾調塗。通腸漏管。金頭蜈蚣

同牛角腮象牙猪　蛇瘴。一名鎖喉瘴。項大腫痛連
甲蝟皮蛀竹屑。　喉用赤足蜈蚣二節研水
下。即　蛇癥。破傷風欲死。研末擦牙。趾生雞眼。焙研
愈。　去涎即活。或加
射貼之。以南星浸油　溫瘧。酒　酒時驚同全蝎
末。醋調塗四圍。禿瘡搽。加入涼膈散服
癘瘋。殺虫去瘀。墮胎。凡中諸蛇虫魚毒。尸疰惡氣。
蠱毒。皆可解。以毒袪毒。無出其右。　取赤足黑頭
者。火炙去頭足用。或酒炙。或薄荷葉火煨用。　中
其毒者。以雞屎、桑皮、蚯蚓、八角、鹽、蒜等服之塗之。
臍边有紅紫圈可証　被咬者。以蜒蚰鼻涕虫塗之。或生蜘蛛
放咬處。自吸其毒。蜘死放水中。吐而活之。　按雞亦屬巽已

而肖于酉已會酉酉化金以煉木蜈蚣得金木之耑氣故反受制于化氣而爲雞所勝。

白頸蚯蚓老即白頸又名地龍　得土中陰水以生星應蚓水。味鹹下降氣大寒利水解熱故治傷寒伏熱同荊芥穗搗汁　溫病熱狂天行大熱和人尿搗服。皆陽明内熱藉土之合水者以飲。除之其性善竄能通經絡冬蟄夏出雨晴則鳴質陰而氣陽又能行濕化以暢木化故凡肝腎虛而病于濕風以成腳風腳氣鶴膝諸痺拘攣腰痛黃疸必用活絡丸以之爲君。中風之骨碎補丸鶴膝風之地仙丹腳氣之栒龍丸定痛丸之治行痺。皆用之皆肝腎鬱有陽毒。藉水中之土以解毒平風　又治頭風。隨左右先塗姜汁在鼻次同氷射爲丸，納鼻中。風熱頭痛，姜汁炒研，同夏苓末，生姜荆芥湯下。咽腫，搗塗喉外。又以一條入塩化水，加蜜飲。老人尿閉，同茴香杵汁飲。勞復卵腫或囊縮，煮汁大飲以取汁。牙齒動搖及外物傷動欲落、炒，同五棓亦炒，爲末。先以生姜擦牙，後敷擦之。耳卒聾，安葱管內，塩化水點耳。痘瘡脾腎虛熱嬌紅，漸變干紫伏陷，同荸薺搗，和酒服。○若干紫暗黑皮堅，爲肝脾血熱，又宜犀黃紫草等，非地龍所宜。此皆陽氣暢而濕化，行水精以布之明效也。其主蛇瘕、三虫、伏尸、鬼疰、蠱毒、殺長虫，治黃疸，亦不外去濕解毒之功。但有小毒，過服則躁憒欲飲。○宜塩水解之，蚓見塩則化爲水，反其所自生也。古人病蚓咬毒，每夕蚓鳴于體，濃煎鹽湯浸數次愈。解熱毒，搗汁，或鹽化水，入藥通經絡，或炙干，或燒灰，或晒為末用。

蚯蚓泥　即蚯蚓屎。甘寒，瀉熱解毒，治赤白久痢，敷小兒陰囊熱腫、腮腫、丹毒。

蛙

背青綠，尖嘴細腹者，為青蛙；背有黃線者，為金線蛙；背黑者，名蛤子。即田雞。俱甘平微寒，得金水土之精，大益肺脾之陰。螻蛄由陰達陽，此則由陽暢陰。利水，解酒，解毒，消腫。肺陰降則二便調。時珍謂其甘寒，與螺蚌同功，猶屬偏見。青蛙尤治水腫及水蠱、單腹脹。去皮炙熟食，或加炒螻蛄、炒苦壺蘆為末，酒下。調疳瘦勞熱。尸疰。益產婦。治痔痛取長脚者燒存性雪糕和丸飯半飽後枳殼湯下。肛門虫蝕腸瘺。同雞骨燒灰吹入金線蛙、治蝦蟇瘟。行時面赤項腫是也杵汁水調下田雞、治噤口毒痢。并腸肚搗碎瓦烘熱加射貼臍消酒積。但其骨性熱。妊娠多食則苦淋。令子壽夭。宜去骨用小蛙、俗名蛤蚂破瘀。多食則尿閉臍痛。車前能解

蟾蜍即癩蝦蟇形大而背多痱磊者是本土之精。厚重行遲。甘平無毒。上應月魄。入腸胃。退熱行濕解毒殺虫。土能生物亦能化毒為疔腫癰疽諸瘡要藥。初起以活蟾繫瘡上半日蟾必昏憒放水中救之再易一蟾似蜍如舊毒始盡勢重者剖蟾合瘡上。不久則臭不可聞如此二三易即消治

温病發斑。生搗汁飲腫脹。及疳勞腹大。砂仁入蜍腹內泥包煆存性黑糖調服。下盡青黃糞卽愈。若糞不能濺注而淋滴不前者。元氣已丢不治疳痢黃瘦一枚同皂角去皮弦一錢俱燒存性加蛤粉射香爲丸。米飲下。狂犬傷。先去頂心紅髮。杵汁生飲小便見沫卽解。破傷風。二枚。生杵。同川椒一兩炒酒服取汁。其皮辛涼有毒。貼瘡瘰艾灸甚妙。內服去皮取肉生搗或風干煆存性用。目赤嘴赤者有毒。蟾蜍燒灰敷鼠瘺陰蝕疽癘破癥瘕俱效。蟾蜍脂塗玉刻之如臘。

蟾酥卽蟾酥眉間白汁。辛温發散一切風火鬱。抑爲拔疔散毒消腫仙品。蟾酥丸爲外科之仙方。一法以銀針刺入疔根。同牛黃水射缺鏽丁香抹而爛之再同牛黃氷凡射殭蚕硃砂溶蠟為丸麻子大葱酒下取汗再同黃丹麵為丸納入疔黃盡出貼水澄膏消痔疾。腦痔通關竅。但大毒能爛人肌肉。外科用之。取其以毒攻毒。腦痔乳和滴鼻中亦止用一二厘。仍須與牛黃明凡乳沒等同用方可生肌。時用之則反痛。

蝌蚪即蝦蟇子有尾如魚漸大則生脚脫尾而成蝦蟇治火飈熱毒一切瘡癤。搗敷或化水搽或取一升淘淨加舊石灰或紅毛火石白灰半斤稠成水日晒調加三黃散攪勻再晒至干收藏臨時加氷射七月七水開搽烏鬚髮。搗汁埋東壁下和桑椹汁塗之

蝸牛蛞蝓　蝸牛負殼。一名蜒蚰蛞蝓無殼。一名鼻涕皆生濕

土。陰雨即出。鹹寒無毒。治諸腫毒痔瘡。入射取水搽，或浸油塗。或燒灰敷之制蝸蠆蜈蚣嚙毒。二物所行之路。蜈蚣過之即死八水片研敷。其形尖小而緣桑上者、名緣桑蠃與蝸牛俱治腸熱脫肛。燒灰和猪脂塗。○各木皆有蠃。獨取桑上者。正如桑螵蛸之義三者皆潤燥軟堅。主賊風喎僻。驚癇攣縮。更治喉中各病。○

果蠃細腰蜂俗名釘兎蜂詩曰、螟蜂有子。果蠃負之。言其取青蜂之子。教祝化成子也。辛平入肺。止欬嘔。其毒銳能出竹木刺。生研敷。治久聾。其巢象鼻。能去瘜肉。煆吹

紫草茸　騏鱗蝎樹上蟻聚其脂液而成。出眞蠟波斯。甘鹹平。治五臟邪熱氣。金瘡崩漏。破積血。生肌止痛。今人專治痘。有活血起脹之功。無紫草鹹寒作瀉之患。名曰紫草茸。實非紫草類也。若不得眞者。則以紫草嫩苗代之。亦可涼血升發。又紫草詳于草部與此異類。

蜘蛛　種類不一。惟懸網者、微寒有毒。循絲上下、取治睪丸上下之病。故狐疝偏有大小時時上下。蜘蛛散主之。大小兒積疝用之。又能利邪下泄。故治干霍亂。痞疾。蛇傷。搗塗。去頭足。米泔浸。煨研用。大蜘蛛為治紅雲血癬聖藥。

壁錢　生壁間。形扁似蜘蛛。有白膜如錢。故名。治鼻衄。搗汁滴鼻。金瘡血出。搗塗。疳疾。喉痺。燒研同人中白等分。

五穀虫　即糞蛆。苦寒無毒。故治熱病譫妄。毒痢作吐。化糞而生。故消積滯。治膁爛。疳疾。疳瘡。　漂淨。晒干。酒炙。或煅為末。同糖霜服。一法用打死蟾蜍。放罈中。取蛆以河水漬養。俟食盡蟾蜍。用疏布扎罈口。倒懸流水中。漂淨。焙用。治疳積腹大。腳弱。翳膜遮睛。神效。

天牛　楊樹中蠹虫。有鬚如角。故名。利齒。善囓。性最銳。甘温小毒。治疔腫惡瘡。出箭鏃竹木刺最捷。焙末蜜調敷。他樹上者亦可用。而功薄。

桃蠹虫　與桃。蠹中虫。皆辛温無毒。殺鬼辟邪。蠹中虫屎、辟瘟疫。令人不染。為末水服。

螢火　腐草所化。得大火之餘氣、辛温無毒。入胞絡三焦。極明目。夜明之功。務成子螢火丸。辟五兵白刃虎狼蛇虺毒。邪鬼疫癘。以其有照幽之能。龐氏極言其效。惜世罕用。

衣魚　即衣書中蠹魚。碎之如銀粉者是。本經言其鹹。入小腸膀胱。温。達肝。無毒。治婦人疝瘕。淋閉。驚癇。天弔。口喎。利水。（研服）中風項强。（摩之即安）滅瘡斑（同鷹屎白殭蚕、敷）

鼠婦（即濕生虫。俗名肥蛀蛃）酸。（入肝血分。）鹹（入腎）無毒。主寒熱瘀積。濕痰。喉症。治久瘧。（金匱鼈甲煎丸用之）産婦遺尿。（千金方熬研。温酒下。）痘瘡倒靨。（爲末酒服）驚癇血病喘急。解射干蜘蛛毒。（瓦焙同人中黃、中白、竺黃、枯硼、青代、）統治喉症極效、

椰柑虫　椰柑汁赤而味歛澁其子中之虫最活血治瘡疽散大不收并消腫神效止牙痛心氣痛搗酒服其子名朱卷皮連皮用亦與虫同功牙痛用醋煎含　其葉寒濇消食消積痔殺虫其蘊浸痔洗疔妙

沙牛　生山沙中形似谷牛通竅利水治淋　炒研同白糖湯下

禾虫　甘溫無毒煖胃補氣少加醋良但濕熱發瘡疥有濕食之則腹滞痛喘嗽人忌

茄根上蛀虫 辛。温。小毒。殺虫。敗毒。治楊梅惡瘡。

本草求原卷十九

禽部

燕窩　燕食海粉。吐而成窩。得風日陽和之氣。燕又屬火吞之則燬。化海粉之鹹寒。為淡平。能使金土相生。養肺胃之陰。下滋腎水。化痰。海粉本消痰。止嗽。健胃消食。補而兼清。使肺氣清肅下行。為調理虛損癆瘵之仙品。凡肺胃虛勞。咳吐紅痰。或久下血吐血。以冰糖煮食。往往獲効。肺胃氣行。則血隨氣止。但冰糖同煎則甘壅氣滯。宜與陳及米煮粥。然陰柔性緩。惟陰虛不甚者宜之。若陰火太甚。血逆上奔雖用無濟又白者消痰益痘疹同米煮粥治噤口痢滑腸　紅者已勞痢更止血以紅爲火燕之眞液也然甚難得或煮汁或入丸散湯劑俱可。燕窩脚功同而性重達下爲治噎膈妙品燕窩中糞煎浴治小兒卒驚似有痛處而不知

雞

卦屬巽木星應酉昴金先寅鼓翼而鳴（火動生風之象）味甘（入脾胃）氣溫（達肝）小毒故丹溪謂其屬土而有金木火性補而助肝中濕火又謂男子陽事不力不宜食以風火易動而易散也但毛色不一是土兼

四氣。隨其偶合而變。當分別用之。盖雞本木火氣勝。惟黑黄二色。歸氣于水土。雌又屬陰。功乃專補。

雄鷄頭。甘温。宣陽。煖肝腎。通經。活血。起痘。安生胎。墮死胎。

黑雌雞。甘酸温平無毒。治虚勞少氣。盗汗。心悸。同生地飴糖熬食不用塩。破心血。和血。安胎。益新産血。同黑芝蔴煮酒和以五味食。去風濕痺。中風舌强直視。煮酒食。又食姜葱粥取汗。

烏骨雞。毛有白有黑總以舌黑爲良。甘平無毒。補肺脾。以滋肝血。平肝去風。除煩熱。養陰血。治崩中赤白帶。同白菓蓮肉苡米胡椒煮食。遺濁。同上。脾虚滑。豆叩菓燒存性入肉煮食。

虛勞羸瘦。消渴。婦人胎產虛熱。一切弱病。古有青蒿烏雞丸清補。小烏雞丸溫、行。皆用之。下痢禁口。煮食、飲汁亦可。入丸煮爛取肉或并骨研用。五爪烏骨雄雞有毒。治賊風痛痺。置痛處。任其鳴啄即止。以毒引毒外泄也。黃雌雞、甘鹹酸溫。益肝脾。氣。治產後虛羸。煮汁煮藥俱佳。病後虛汗。同蔴黃根、蓯蓉、牡蠣煅煮。消渴尿數。煮汁冷飲。下痢。噎食。胃弱。取肉同茯苓麵作餛飩食。助陽固精。健脾。醋煮。產後虛熱。同百合粳米。和以五味煮食。水腫。同赤小豆煮。反毛雞、治反胃。煮爛去骨入參塩歸煮。泰和老雞托痘瘡、寒、甚加胡椒杜附。丹雄雞、甘溫。純陽。得離明之象。

治崩漏。赤白。沃。通神。殺惡毒。辟不祥。瘟疫。煮獨食盡中惡魔魅。以血灌鼻、中風喎斜。乘熱敷患處。百虫入耳。炙香塞耳即出溫中。白雄雞、酸溫屬金平木下氣。治癲狂。以五味作羹粥食。驚憂憤、致心行違僻。眞珠薤白煮食。卒心痛。治食和眞珠射醋服。赤白痢。以麪作餛飩。水腫。同赤小豆煮。口鼻出腥臭水。以碗盛之如魚蝦走躍。捉之化水爲肉壞。食雞饌即愈。止渴。利小便。肺通調則水利。丹雞冠血。三年者良。純陽之氣。充溢鹹走血透肌。平去風。活絡。生血。活血。補氣舒氣通經。治風中血脉僻喎。（熱塗頰。）陰毒卒痛。（入熱酒飲。取汗）中惡卒死。自縊。卒驚。（俱滴口塗面吹鼻。仍破雞押心下。）女人交接出血。爛弦風眼。（并搽）蜈蚣蜘蛛馬咬。（塗之）中蜈蚣毒舌脹。（浸舌并咽）百虫入耳（滴耳。）浸淫瘡。（不治周身殺人急塗之）痘瘡虛寒青白不起、和酒飲。痘熱忌之、雞血鹹平。安神定志。治驚邪、鬼擊、自縊。（塗心下。喉下。抹唇。）陰毒、筋骨折。（和酒飲。）雜物入目。（滴眼）蚰蜒入耳。（滴耳）解百虫毒。（熱飲）小兒下血。（乘熱飲）治心血枯少（肝火旺。利關節通經絡。）烏雄雞肪、甘寒。治久聾。（煎好入桂葛再煎熱。去渣常滴。）塗髮禿。雄雞肝、甘苦溫。起陽。（同吐絲雀卵爲丸酒下。）肝虛目暗。同豉米煮粥。疳積壞眼。不入水研。和蠟酒煮。常食。遺尿遺精。同桂心龍骨爲丸。米飲下。漏胎下血。和酒食。陰蝕。切片納入引虫。烏雄鷄胆苦寒。明目。治眼熱淚。五棓蔓荆湯洗後。點之。塵沙眯目。胎赤眼。點之。治沙石淋。曬于倍雞屎白。研勻。酒下。搽痔。雄雞腎、治齆鼻作臭。用一對。與脖前肉等分。豉七粒。焙研。雞子清和作餅。安鼻前。引虫。忌陰人。雞犬見。雞喉嚨。治尿不禁。同雞內金屎白等分研。麥粥清服。氣噎、食不消。煅存性同沉木丁三香等分。棗肉和丸。雞內金、即雞肫內黃皮。屬雞脾。能磨沙石。味甘。健脾以行氣。于三陰三陽。氣、辛入肺以調水道。利濕化痰。爲鬱熱傷陰要藥。治尿頻及遺。并腸燒存性酒下。男用雌。女用雄。淋痛。燒研白湯下。上消。同花粉為丸。中消。天門冬丸用之。腎消。腎氣虛有腎歷散。胃熱入腎有白茯苓丸。皆用之。反胃。酒調下。噤口痢。焙研乳汁下。瘧疾。乳下。乳蛾。吹之。食積腹滿。目翳。鵝口白瘡、乳服。走馬牙疳。同枯凡礬。雞骨哽。吹咽。敷諸瘡生肌。皆消堅益陰之功也。又同葛根治酒積。同血藥治尿血崩帶下血。同腸煅。止遺精白濁。脛骨、炙研。治能食而瘦。入砒石煅、拔疽漏枯骨。捕入外。以拔毒膏藥蓋之。毛燒灰、破血消陰腫。左腫取右翅。右腫取左翅。腸癰。雄雞頂上毛。并屎燒。酒下。下骨哽。屎白卽雞矢。雄雞屎乃有白。臘月收之。白雞烏骨者良。色白微寒無毒調肺氣以通水道，活血平肝，使肝不致于尅土。治中風，風痺，破傷風，同黑豆炒，浸酒食。不爲金用，則巽風自化也。心腹蠱脹，脾虛熱而肝乘，則水液不得下滲，脉沉塞而滑。小兒脹滿、黃瘦，俱炒黃，酒下。寒者加丁香，米湯下。凡鼓脹、濕脹、水脹、氣脹并治。轉筋入腹，手足直而脉弦，癥瘕，好食生米者，同米炒爲散。石淋，血淋，遺溺，尿秘，乳妬，乳癰，內癰未成，俱酒調。鼻衄，燒灰吹。白禿瘡，爲末和醋洗。止牙痛，和射擦，或加麻。鞵底灰，炒。下死胎，煮水煎粥食。耳內瘡，炒敷。疔腫，溏屎和石灰塗。瘰癧，于矢灰臘猪脂和敷。

卵白，屬金，象天。甘微寒，無毒。得巽木清陽上浮之氣，以包舉浮火下降，爲從治之法。治目赤痛。心下伏熱煩滿欬逆。霍亂。消渴。脉洪無力。俱調參末服。熱泄難產。生吞。時行黃疸。酒醋浸一宿。生吞。產後血閉血暈、身痙直視。加醋調荆芥末。一切熱毒丹腫、顋痛。和赤小豆塗。湯火傷。和酒搽。反胃。同人參薤白米煮粥。胃寒喘、食不化。同參附姜煎。橫生倒產。同參丹砂乳香姜汁。悅顏色。冬月酒侵七日。塗面去䵳皰。或入胭脂硼砂紙封取。塗更妙。咽塞鼻瘡、及干嘔頭痛。入米醋糠火頓滾三次。熱飲。卵黃象地。甘溫無毒。得風木出地之初氣。以生化陰血。補中益氣。養肺腎之陰。以交心止欬。治肺腎虛勞吐血。妊娠下痢。入黃丹煨干為末。米飲下。產後痢。醋煮。妊娠漏血酒煮頻食瘰癧已破米蒸半日熬黑綳孔中煩熱煎食干嘔生吞久瘧同常山爲丸竹葉湯下下死胎姜汁和服與亂髮同熬油塗一切頭瘡小兒火熱瘡杖瘡已破天泡水瘡耳瘡出汁湯火傷或加輕粉全卵甘平鎮心安臟除熱益氣血清咽開音傷寒發狂咳嗽失音并生吞定驚治風痰哮喘尿中浸四五日煮食赤白痢醋煮產後虛痢同上痔痢腹脹入巴豆一粒輕粉一錢包蒸熟加射糊丸溫湯下賊風痺麻和豆淋酒產後血暈煮酒產後口干舌縮攪水食白帶酒艾煮瘡疽蛛蝎蛇傷新狗屎攪入合患處皆平補氣血引虫去毒之功但多食則

滯悶。同蠟煎止痢。抱出卵殼治目瞖。研末痘毒、癬。及白禿頭身諸瘡。燒灰油調。卵殼白皮、治割舌未斷。以蜜調冲和膏塗皮上袋之再以止血藥搽舌根七日而安。久嗽氣結。同蒲黃紫菀炒末飲下寘中草、治白禿。同白頭髮燒灰猪脂開搽天絲入目。燒灰淋汁洗。

鴨

逼火而生。啖水而長。甘冷微毒。老則無毒。入肺以達氣。塞滋脾腎以解毒。結綠頭者、水木生發之象。利水。治水暴腫。木達肺通則水。調。卒中惡死。取雄鴨向口斷其頭血滴口中。外以竹筒吹其下部解砒毒。黑嘴白毛者、治腸胃虛熱。乘肺咳嗽痰血。取金水相生也。取血先調熱酒飲次用参苓平胃散加棗、肉酒熬食。名白鳳膏熱痢。瘡腫。宜煮食。鴨掌、得足太陰之氣以滋陰降火。白鴨血、補血生血熱飲、解諸藥毒。及悞吞金銀。中惡、溺水死者。冲熱酒食、治白痢。如魚凍勞傷吐血。腦、塗凍瘡。涎治穀麥芒入喉。及小兒痓風反張。滴之即消。肫內皮。治諸骨哽。炙研水下卵、甘鹹微寒。除心腹膈熱。止泄痢。惟盐藏食、良。否則閉氣。諸病咸忌。滯下尤忌。白鴨屎、解石藥金銀銅鈇毒。服藥過劑昏暈。以湯浸澄清服塗熱瘡腫毒。同雞子清

野鴨綠頭者上。夏藏冬出。九月後得霜雪而肥。禀水之

精。甘平無毒。益肺胃陰氣。平胃消食。肥而不脂，美而易化。殺腹中諸虫。金平風木也。利水、肺通調也。凡滯下泄瀉、喘欬、虛勞、失血、產後惡瘡、熱毒，俱宜食。其血解挑生蠱毒。生血熱飲探吐。

鵝　蒼者，冷毒。發風發瘡。惟中射工毒者，取血飲之，並塗身即解。以其食此虫也。　鵝腦同犀角，治目睛突出。　鵝血治噎膈反胃。　白鵝甘平無毒。治癘風。取糞口邊尾毛，及嘴足皮、肫內皮，同煅存性，和風藥用，為風藥向導也。然不可遺失一處，其處即不愈。又不可雜別色，恐愈後其處色黑。此即蛇發風毒，而祈蛇反治風毒之義。　其脂祛風、潤燥。除手足皴裂。解礜石毒。治卒聾。灌耳。其肉、止渴。解熱。其尾肉、塗手足皴裂。納耳中、治聾及聤耳。取達三焦之氣也。其血能吐胸腹諸虫血積。瘀結吐逆。食不入。乘熱飲之。即吐出病根。以血引血也。其涎、治誤吞稻芒。鵝食穀。性相制也。其胆、苦寒。解毒、治痔。調眞珠氷片搽。有核加熊胆。其卵、補中氣。消諸瘡。入糞尿中養四十九日。取出調氷射塗之。其腹毛、爲衣被絮。辟驚癇。其尾毛、燒灰治噎食。酒或米飲下。其屎、濾汁治小兒鵝口瘡。自內生出可治。自外生入死。同沙糖搽。或燒灰和射搽。

蒼鵝屎敷虫蛇咬毒。

雁　甘平。無毒。通利氣血。壯筋骨。治風麻痺、拘攣、偏枯。取肉炙熟帖之。取脂煎汁。每日溫酒下。其脂生髮。塗之。補勞瘦。治熱結。胸痞嘔吐。其脛骨能定南北。可製指南針。入骨空中製。令人入鯉魚腦中製。以其伏土定而不移也。

鶉　甘平。無毒。補土續氣。寔筋骨。調肺利水。濕消結熱。治腹大如鼓。瀉痢。疳積。皆中焦濕熱也。和小豆生姜煮食。得下白液即愈。蓋鶉乃蛙化。蛙解熱結。消水腫。治疳也。

白鴿　即鵓鴿。白者良。鹹平無毒。得金水之精。滋腎陰。平肝風火。調精。清肺氣。解諸熱藥毒。益虛羸。治惡瘡、疥癬、風瘡、白癜、瘰癧。煮熟酒服。痘毒。煮食仍以毛煎洗。止渴。煎湯咽。血、鮮藥、蠱毒。卵能稀痘。八竹筒封置廁中半月取白和辰砂為丸食

屎名左盤龍。野鴿尤良辛溫無毒。由鹹平轉化辛溫。從陰化陽。凡風鬱化熱傷陰。宜下不宜散。不者可導而出之。治破傷中風、傳裡。同江鰾姜蠶炒雄黃為丸酒下。入陰、毒腹痛冷氣心痛。炒研酒和澄清飲。虫腹痛瘰癧。炒研飯為丸米飲下。疥瘡、頭瘡白禿。醋煮敷。反花瘡。初如米粒破之血出肉又生反出炒研溫水洗敷之消腫消痞。殺勞虫。炒嗅之

雀　屬陽性淫。甘溫無毒。壯陽益氣。煖腰膝。縮小便。

治崩帶。益精髓。腎冷偏墜。同大茴胡椒砂仁桂煮酒服。小腸疝氣。反胃。俱帶毛去腸。入金系凡末。煨炭酒下。赤白痢。入巴豆煨。溶蠟爲丸紅痢甘草湯白痢于姜湯下。卵、酸溫無毒。達肝氣以化生精。血。治血枯。詳烏鰂骨內。如無雀卵生雀肝代之。起陰痿。同天雄吐絲爲丸酒下。治帶下。疝瘕。頭血、治雀目夜盲。點之。腦、治聾。綿包塞之。凍瘡。燒灰油調塗。雄雀屎。名白丁香。頭尖而直者爲雄。雀食穀易化而出。故能消。爛。苦溫微毒。治目翳胬肉。和人乳點化瘡癤。不潰者點之即潰。疝瘕。積脹、痃癖。同蜜姜桂湯化服。急黃欲死。溫水調灌。咽塞口噤。綿包塞孔中。風虫牙痛。同射飲下痘壓。

吹乳。破傷風瘡、作白痂無血。傷人最急。俱研末酒下。喉痺乳蛾。沙糖和丸綿包含咽。面䵟黑。酒皶蜜調點。用漆桌抹微濕。鋪雀屎于桌。以箸輾轉抄之。則白粉粘于桌上。將黑糞掠去。晒于白粉。以甘草水浸一夜。去水焙晒用。亦治風熱目痛。雀反白朮。忌李及諸肝。

巧婦鳥。即黃脰雀又名鷦鷯。其巢大如雞卵。懸樹上。繫以麻髮。或一房二房最精。客治膈噎。燒灰酒下。其肉炙食。令人聰明。

飛鼠。即蝙蝠又名伏翼。鹹熱。有毒。本經用治目瞑癢痛。明目。夜視有光。煅灰用。古方治癇。以硃砂入腹內炙酥白湯下。久癒。同猫頭各入黑豆煅至骨化油調敷或摻。內服連麴湯。慢驚。炙焦。入人中白蝎射蜜爲丸。乳汁下。干血氣痛。燒存性酒下。久瘧。同蛇退灰蜘蛛射鱉甲醋炙蜜丸。久欬。燒焦。飲下。以其活肝血也。但性悍服之多下利。金瘡出血不止。成內漏者。燒末水下。服之瀉水而血消。其毒可知。勿輕用。屎名夜明砂。辛寒無毒。乃未化之蚊眼也。破瘀活血。治血干。蚊食。血。消積。血化即合氣化。消翳。蚊眼明干夜。治內外障。入猪肝內煮食。青盲。同炒糯米炙梧葉牛膽爲丸。竹葉湯米飲下。雀目。猪膽汁和丸。米飲猪肝腸下。五瘧。同硃砂射糯米飯爲丸。胎瘧。末爲酒下。疳積。猪肉湯下後瀉出胎毒次以生姜同黃連爲丸米飲下。行腹中血氣。破寒熱積聚皮膚洗洗時痛下死胎。燒灰酒下。治瘰癧。炒服。入馬撲損。酒服。無辜病。拌飯食。潰腫排膿。同桂乳香末沙糖井水調敷。取其幽夜不迷入腹不化不爲陰邪所轉故主驚癇。治氣血之陰邪也。淘去灰土取砂眼。即蚊眼。晒焙用。

淘鵝即鵜鶘 脂、油鹹溫滑。無毒。性走。能引諸藥透入病所拔毒。故治風痺瘇腫。塗之。耳聾。調磁石射綿包塞耳。口含生鉄少許。其舌、治疔瘡。其毛皮、治反胃。燒灰酒下。能入心胃拔毒外出也。

五靈脂即寒號虫屎。春夏羽毛豐盛。冬時裸形。晝夜哀鳴。不能飛。用遺作食。出入數數。屎凝如脂。得陽出陰。入輾轉。化陰之氣。糞屬陰而變化於陽氣。苦酸而溫。入心肝血中之氣。利氣以通血脉。使血閉能通。生用血失能止。炒用治血痺。同乳沒川烏。血積、血痢、腸風、崩中、吐血。同蘆薈一切血病。血暈及惡血冲心胎衣不下。俱半生半炒酒下。同蒲黃、名失笑散。醋酒調或醋糊丸酒下。治一切心胸腹脇少腹小腸疝氣妊產諸痛。凡血滯經氣而爲肝瘧。目瞖、同海螵猪

肝　白珠渾黑、髮直硬。名血潰。反胃。○同猪胆爲丸，姜汁酒下。白粥壓之。同石灰、頭垢、五更无根水下。○治瘧。○食不消。同慣巴豆、木香。消渴。○同黑豆研。冬瓜葉或皮湯下。癰疽。○酒下。痔熱。○同胡連猪胆爲丸飲下。肺脹。○同桃仁、栢仁、甘草湯下。痰結。○同半夏、姜汁。酒積黃腫。○同射飲下。重舌脹。○醋漱。齒痛。醋含。血箭。○摻。風癩。油塗。○除風。○血行風自滅。殺虫。○虫生于風。血滯風自生。皆氣平而血自和也。○與破血者殊。故妊娠皆可用。風入氣分則化濕。○入血分則爲痰。○血散風行。○痰濕自消。○同雄黃、酒服及敷。○治虫蛇蝎傷。○同乳、没、茴香塗服。○治骨折傷腫。○但氣羶、胃虛者忌之。○

色黑、心潤

澤者眞。研末酒飛去砂石。熟用者、炒至烟起。多服則傷胃。故失笑散以六君繼服。惡人参

野雞卽雉 雉與蛇交、遺卵遇雷則入地爲蛟。不遇雷則仍爲雉。雖與蛇交變有毒。然星應胃土。甘溫補中。止虛痢產後痢。同陳皮椒葱作餛飩。又食虫蟻。治蟻瘻。但多食、發瘡痔。同家雞食周身疼痛。

山鷄卽錦雞凡鸐鷄鷩雉之類皆是。甘平小毒。治五臟氣喘不得息。作羹臛食。但發痔。忌豉。其卵忌葱。

鷓鴣 甘溫。小毒。治溫瘧久病欲死。合毛熬酒漬服或生搗汁服。

蠱氣欲死。酒服。利五藏。益心力聰明、皆除痰降氣之效。解野葛菌子生金毒。以毒攻毒。但此鳥食烏頭半夏苗多食則咽喉癰腫潰爛。或頭腦腫痛。甘草生姜并可解。

斑鳩　甘補脾益氣平益肺明目。金能鑑物。取氣血物爲引導也。食之令人不噎。氣充故也。血熱飲解蠱。

伯勞　其肉方書不用。其毛治母有娠乳兒。兒病如瘧痢。羸瘦如魃鬼。他日相繼腹大。或瘥或發。他人有娠相近。亦能相繼。謂之繼病。俗名魃病。即丁奚痞也。取毛帶之。

啄木鳥　啄裂木食蠹。褐者是雌。斑者是雄。甘酸平。無毒。治痔瘺膿水。煅酒下。勞虫。同硃砂封煅埋地中。先服硃砂豬肉餓一夜。取出。入射酒下。虫出。鉗入油鍋煎之。久年癇病。同荊穗入罐内加酒封煅。和石膏、附子、鈌粉、朱砂、氷、射。研酒下。十服愈、

烏鴉　有四種。純黑小觜反哺其母者爲慈鴉。雖能補勞瘦。止骨蒸欬嗽。然人不敢食。以其孝也。烏鴉觜大腹白。貪戾。崇搜風毒。酸濇平。無毒。治勞瘦骨蒸欬咳。臘月取。煅酒下。吐血。入花粉、白凡煑。風癇。煅同硃砂。或同胡桃、蒼耳

子研。酒下。疝氣偏墜。同胡桃蒼耳新胎衣煅酒下。勞瘵。入人參花椒煮食其骨又和二味爲丸服。皆血滯生風之病。非若慈烏之調補也。

鵲

靈能報喜。造巢必背太歲。向太乙。鳴必尾掉。週身之氣悉通于下。甘寒無毒。故爲石淋崩藥。燒灰淋汁飲。治結熱消渴。大小腸澁。其腦燒之入酒同食。令人相思。故婦勿食。宜用雄。翼左覆右者爲雄。燒毛浮水者爲雄。其多年之巢。治顛狂鬼魅。蠱毒積年。漏下燒灰水下。難產。取多年生育相安之義。塗瘻瘡。

孔雀血

生飲解蠱。肉亦同功。毒。但食後服百藥無功。其屎、治崩中帶下。敷惡瘡。孔雀與蛇交而不食蛇。蛇交時則毒，蛇伏蟄時則無毒。性與雉同。若似孔雀而食蛇者鴆也。能殺人。

鷹屎白　鷹揚則風動于天。健翮善擊。至秋則翮革。有善脫之義。且屎中有未化之毛。更治難脫之病。故滅傷撻痕。同殭蠶蜜塗。同白附子醋敷。又面皰。同胡粉蜜敷。消虛積、殺勞虫。治中惡。燒灰酒服。消瞖。入陰丹陽丹。頭燒灰和射。治痔瘻頭風。酒下。

鴟鵂　即貓頭鷹　日伏夜出。鳴主傷人。故俗名鬼鳩。酸寒鹹。乃陰毒之味。耑殺陰毒之虫。引陰邪外出。故治勞瘵。酒煮焙干。同大風鯉七條。攤薄荷上蒸爛。去骨。和淮山粉為丸。酒下。功同獺肝。瘴疾。油漆食。風虛眩暈。煮食其骨。燒酒下。

鶴有玄蒼黃白四種。惟白者入藥。鶴閉目養神。能運任脉。其益在血。故白鶴血、鹹平。無毒。補肺腎真氣。益力去風。張璐玉謂鶴食蛇虺。頂血大毒殺人。不知所指何鶴。腦和天雄、葱寔服。明目。夜能書字。肫中砂石子、解蠱毒。磨水食。

鸕鷀即水老鴉。酸寒勝熱。鹹利水濕。治腹大如鼓、體寒者。衛氣併于血脉則身寒。燒存性米飲下。頭及骨治魚骨哽及噎燒灰、酒下。○魚骨哽，但密念鸕鷀，則下。以其食魚故也。 其屎、多在石上，色紫如花。去面上黯黑黶痣瘢疵，及湯火瘡痕、疔瘡。猪脂和塗。魚骨哽，水調服，并塗喉外。

鴆 似孔雀，黑頸赤喙，産于瘴癘之鄉，宿于檳榔。大毒。其羽畫酒能殺人，但性善啄蛇，故中蛇咬毒，刮喙末塗之，立愈。

布穀 俗名谷公谷婆，因其聲而呼也。 甘溫無毒。安神定志。令人少睡。

鸜鵒 俗名八哥 甘平無毒。下氣。治噎逆、五痔，止血。炙食及爲

散飲止老嗽。其睛和乳汁滴目。令目明見遠
下。

黃鸝即倉庚　春陽先鳴。甘溫無毒。補益陽氣。達肝助
脾。食之令人不妬。以陽和之氣。可勝陰毒也。故梁
武帝郗后食之而妬減。　毛黃尾有黑色相間。黑
肩青脚。亦名鶯

百舌即牛屎了　狀如了哥而小。身略長。灰黑色。微有斑
點。喙尖黑。行則頭俯。好食蚯蚓。甘平無毒。殺虫益
智慧。治小兒久不能語。

魚狗即翠鳥女子取其羽爲首飾。　鹹平無毒。能水上取魚。故治

魚骨哽及魚骨入肉不出。煎汁飲或存性飲下

凡禽本乎天，爲陽中之陽，多是補陽，陰虛人不宜。且種類甚多，不識其性味，決不可食。凡有形色異常，及死不伸足，不閉目者，食之殺人。

騎牛燕　色黑如燕，形大頗似雀，尾甚長。每騎于牛背之上。以塩連毛久醃，煎粥飲之，不論寒熱久痢，并治，神效。

獸部

白馬餘色不佳。于卦爲乾屬金。肖于午屬火。雖能長筋骨。強腰脊。但有毒。死者尤毒宜洗盡血煮食。忌煎炒。其心肺、肝及鞍下肉、受鞭有毒俱不可食。

白馬陰莖甘鹹平。無毒。治傷中絕脈。益氣。平益肺藏眞。高于肺以行營衛長肌肉。甘益脾故強志起陰有子。鹹入腎。平生之。甘制之。制則化。化則生也。同蓯蓉于末。爲丸。酒下。以羊血拌蒸曬。或陰乾用

白馬脛骨甘寒。煅存

性降陰火。中氣虛者以之代芩連。赤白馬懸蹄甘平。入肺胃大腸。治腸癰。腹痛。耳輪甲錯。或遶臍有瘡如栗。下膿血。同雞子白塗。破瘀。酒服。血化爲水。殺虫。平屬金。咸。治牙疳齲齒。同鹽摻。肛蝕。和猪脂綿包導之。止衄。內漏。下崩赤白。俱酒下。燒灰用。白馬屎微溫。入心心主午。馬屬午。肝。溫達肝。以行血。止渴。止吐血。同柏葉降肺以和其升降。干姜驅寒。艾葉反火內歸。衄血。飲并滴鼻。下血。崩血。金瘡出血。攪腸沙痛。一切惡忤卒死。絞汁飲。或取乾的煮服。或燒末酒煮浴之。傷寒勞復。燒末酒下。疔腫。炒熨。久瘡痒痛。同齒研敷。諸瘡傷水傷風。燒烟薰。凍指欲墮。煮水浸。積聚脹滿。同蒜搗塗其屎中粟治金瘡腸痛。剝馬被骨刺欲死。搗敷。以屎洗之。攪汁飲亦可。駒胞衣治婦人天癸不通。燒存性。入麝少許。新汲水下。三次即愈。白馬牙治馬癇。水磨服。燒灰塗腸癰癰疽初起。雞子白調。疔腫。刺破封之。虫牙痛。煅。以溫醋開含。馬骨燒灰。敷頭瘡。醋和。止邪瘧兒夜啼。塗乳頭令飲。白馬溺辛寒。治消渴。破癥堅積。肉癥嗜肉食。髮成瘕。咽中如有虫上下是。俱取飲之。痞塊。調殭蠶末塗之。虫積反胃。熱飲能殺虫。虫牙痛。含之洗。白禿落牙。煎巴豆點之。白馬鬐膏。治偏風喎僻。此風中血脈也。手足陽明經絡于口。會太陽經絡于目。寒則筋急而僻。熱則筋緩而縱。故左中寒則逼熱于右右中寒則追熱于左。寒者急而熱者緩也。治急者緩之。緩者急之。故用馬膏之甘平柔緩以摩其急頰。以潤其血脉痺滯。用白酒玉桂之辛熱塗其緩頰。以收其縱。通其筋絡。以桑鈎勾之。桑能治風痺通節竅也。且飲美酒。食炙肉。使酒行于上。而甘以助之也。又馬屎燒熏蠶虱臭虫。惡鱉。食馬肉心煩。飲美酒則解。飲濁酒則劇。中馬毒者。熟杏仁、蘆根汁、萊菔汁可解。忌猪肉、蒼耳、生姜。

牛

黃牛配坤。色黃屬土。甘溫無毒。補益脾胃。氣功同黃芪。安中止渴。及唾涎。治痞積。肉一斤入常山三錢煮食。皮癬。五更炙食。以酒調輕粉敷。又用四蹄肉熬爛去渣。熬成膠名霞天膏。取脾胃主物之液。有形無質。能由腸胃滲透肌膚毛竅。搜逐一切胃虛不運而畱結爲痰。中宮愆和。日受物而不運。非丸散可治。致中風偏廢口眼歪斜。痰滯經絡也。皆由陰虛火盛。煎液成痰。宜加竹瀝、貝、橘、蘇子、花粉、杞葉、茯苓等。酒下。痰涎壅塞藏府皮肉。而宿飲癖塊及病後瘦弱。肥人氣虛加二陳、蘇子、白叩。手足皮膚痰核勞瘵蠱脹。有積熱者加茯苓。或再加陳、貝、蘇子、瓜蔞仁、根、硼砂。諸虛百損。加淮山、建蓮、茯苓、小茴、紅棗爲丸。服後在上在表者吐汗。在裏者自利而愈。吐利後渴。服其所出小便止之。淡粥養半月。五年內忌牛肉。水牛肉功同。兼消水腫濕氣尿澁。同姜醋食。傷寒時毒肢腫痛甚。生切包之。白虎風痛。寒熱發歇骨節微腫。晒干炙黄同燕巢土伏龍肝飛面各二兩。砒黄一錢水為丸摩之。

水牛乳甘微寒無毒補虛羸清心肺熱毒止渴。潤皮膚腸胃。大便燥實。去冷氣痃癖。和蒜煮。小兒風熱吐乳。和生姜葱白。熱噦脚氣痺弱。調硫黄末食。項生瘡如櫻桃。破則分裂。多飲之自消。蜒蚰入耳滴之。入腹。飲之。氣痢。煎蓽茇服。一寒一熱以和陰陽。養血脉。乳為血液所化。老人上熱下虛。上熱清則下行受補。下熱氣。血和則氣降而在下之血海有滋。噎膈反胃。皆下虛上熱耳。同牛羊乳蘆根蔗汁熬膏。

各牛髓甘温無毒。補中填精髓。潤肺。

壯陽助胃煉淨同胡桃杏仁泥淮山白蜜熬搗成膏續絕傷。通經脈。治瘦病。同生地汁白蜜煎勞損。風濕。同羊脂姜汁酥白蜜煎成膏酒下腦甘溫微毒。治風眩。吐咯血同杏仁胡桃白蜜入酒食頭風同白芷川芎末酒熬熱食脾積痞塊同皮硝酒煮或加雞內金黃連木沉香砂仁水牛鼻止渴。長乳汁。作羹食牛皮、治水腫尿澁同豉煑汁熬膠尤良。兼解瘡毒血鹹平解毒。補肺胃。治血痢便血。煮醋金瘡跌折砲矢傷垂死。剖牛納人于腹中下水蛭腸痛黃瘦熟飲之次早飲猪油牛脂、止消渴同花粉熬膏塗疥癬白禿。心、補心。治善忘脾治痔漏淡煮多食消痞塊同朴硝作脯食肺補肺，肝補肝，明目。治瘧及痢。醋煮 陰䘌。納入引虫 腎益精。治濕痺。胃、甘溫，益脾胃氣。止渴，醋煮 解中蛇牛毒。煮水飲取汁 去風眩。忌同犬食。百葉、治熱氣。水氣。下痢、解酒丹石藥毒。姜醋同肝煮食 膽、主風木。苦大寒。治風熱目痛。疳濕。釀槐子服 治經絡風痰驚風。釀南星末多年 功同牛黃。鎮肝明目。釀黑豆百日夜吞二三粒 治穀疸。和苦參胆草為丸。姜湯下。 陰冷、釀食茱萸百日，嚼二七粒，納陰中即如火。 痔瘻出水。同蝟胆輕粉為丸。紙撚射送入 心腹熱渴。下痢。塗癰腫。殺虫。胞衣、燒存性搽臁瘡不斂。白水牛喉治呷氣反胃食不下而大便秘結。去兩頭節并筋膜脂及黑片晒干炙炒醋淬研收米飲下。急喉。同喉症藥。靨即肺系肉團能引藥入肺以通氣治喉痹氣癭焙干研。酒下。齒燒灰治癇固齒揩之。角䚡乃角尖之堅骨苦甘入心脾肝腎血分以和三陰之氣療精氣下陷合血能行能止治便血豆豉湯調血痢血崩赤白帶酒下。寒者配以附子。損娠下血不止同龍骨歸地芎榆干姜阿膠艾葉蒲黃。冷痢飲下。痔疾酒下。蜂蠆螫瘡醋調塗。下血瘀酒下。俱燒灰用。角燒灰治喉痹欲死血石淋血逆心悶痛俱酒下。兒飲乳有阻似喉痹塗乳令嚥。赤禿髮落和羊角灰骨燒灰。治吐衄崩血。下血。邪瘧。塗疳蝕。以猪脂調塗。蹄甲燒灰治崩漏。接骨。入乳沒各二錢。于甲內燒米糊為膏敷之。臁瘡爛。桐油調塗。玉莖生瘡。油調搽。

牛骨甘溫。可占卜。有先事之靈也。

毛燒灰。通淋。水下。治邪瘧。酒下。小兒遲行。口涎。治反胃。和糯米粉為丸。煮食。或加射頓熱服。再以丁香汁和粥食。損目破睛。點之。屎。為百草所轉化。苦寒。散熱解毒。利水。故治水腫。霍亂。絞汁煮食。黃疸。麪為丸。白湯下。疳痢。浸汁飲。卒死。酒調灌。下死胎。塗腹。傷損。炒熱包之。燒灰則收濕生肌拔毒。故治瘡疽痘癰一切腐爛。摻之。又方治癧瘍同白馬屎白羊屎白雞猪屎灰漏蘆末以猪膏煎亂髮去渣調塗核瘀。白禿。乳癰。湯火傷。犬咬。俱以熱屎塗封或和酒敷。

囀草。即牛食而復出者。辛苦温。以其沾涎之多。故反胃噎膈。同杵頭糠、糯米粉、牛乳涎為丸。煮熟，加砂糖食。寒冷嘔吐。小兒流涎。口噤不乳。絞汁灌，或以涎塗口及頤。

牛拳、即穿鼻繩木。燒灰、治癇。酒下。塗鼻瘡。吹纏喉風。

牛肉、忌與生魚同食。牛髮毛白者、有毒。飲乳解之。牛角鰓同猪甲、猬皮、蜈蚣、蛀竹屑、白礬、白蠟、去漏管。牛胆入石灰，于內風干，治金瘡。

牛皮膠即黃明膠

甘平、無毒。滋益。解毒。而無滑利之患。治吐血。同桑葉末，生地湯下。咯吐同新綿灰飲下。衄血貼山根至髮際。胎動下血煮酒服血淋血痢寒濕腳氣麪炒珠酒下風濕走痛姜汁化貼腳裂着布烘貼腳底木硬姜汁南星和烘破傷風燒末酒下汗之跌撲損傷同冬瓜皮炒焦研酒下湯火傷一切癰疽瘰癧便毒初腫俱水化塗活血止痛潤燥止痢同黃連黃蠟防瘡毒內攻山甲燒末和酒下功勝蠟凡丸通大便蔥白同煮但性膩脾胃弱忌

牛黃　牛屬土土氣中和本能生物化物陽得陰則化陰承陽則生以平戾氣乃食百草而精華凝結爲黃凡牛生黃夜視其身有光毛潤澤眼如血是精英光現猶人之有內丹也或云牛病生黃者非黃生心肝膽之間還以

治心肝胆之病，味苦清心，解毒消痰，心火炙則液成痰。氣平入肺，制肝熄風，肝熱則風生。風火熄而痰清，則神魂定，竅通而驚癇寒熱，和蜜灌，或和硃砂姜汁竹瀝。狂癲熱痙，熱口不開，竹瀝下。小兒胎熱身黃夜啼，俱乳汁下。中風失音，天行時疾，邪魅中惡，痘瘡黑陷皆除。同朱砂以蜜浸胭脂汁搽。入外科，內服可解疔腫癰毒，外敷止痛散毒。雖治小兒百病，然通竅墮胎，引邪深入，若風中經府血脈，內無便溺阻滯，而與冰麝同用，反引邪入裏。傷乳作瀉，脾胃寒者均忌。小兒病多屬胎熱，初生時和黃連甘草蜜調灌。

之妙。牛有黃，多吼喚。以盆水承之。伺其吐出。迫喝墮水者。名生黃。嫩黃圓滑。外有血絲。層疊多而可揭。輕虛氣香者最良。殺後得于角中。心肝胆中者。名心黃、角黃、肝胆黃。形雖圓。下面必扁者次之。但磨指甲。黃透甲。形鬆氣香。嘗之先苦後甘涼透心者真。多出隴西及晉地。洋牛黃、堅而不香。駱駝黃易得。亦能相亂。宜辨。得丹皮、菖蒲，聰耳明目。人參為使。惡龍骨、龍胆、生地、常山。

酥酪 牛羊駝馬乳煮熟。冷定所結浮皮為酥。去皮入舊熟乳汁少許封貯爲濕酪。以酪曬結。日日取其浮皮。炒少時。器盛曬成塊者。爲干酪。取酥皮再煎出油。去渣者。爲酥油。凡入藥。微火溶化。濾淨用。皆血液之屬。潤滑滋血。血熱而腸胃枯燥者宜之。傷熱失音。用以通聲最妙。功勝人乳。以其無怒火淫毒也。凡炙一切堅勁筋骨藥宜之。脾滑勿用。

羊

胡羊毛捲而豐。肉厚皮薄。[可爲裘。俗名綿羊。]白羯[去勢爲羯]者。艮肺之獸也。目無瞳子。周身之氣。皆聚于肺。故氣腥膻而甘温有毒。[羊配未屬火。故素問言其苦熱。言其理也。非眞大熱。]色白。補肺脾。煖中。東垣曰人參補氣。羊肉補形。由形歸氣。由氣歸。精補氣即能生血。益氣血壯陽。同蒜薤食。治虛冷勞傷反胃骨蒸。同淮山梁米煮粥。或入白石英于內。以荷葉包蒸。去石。加姜葱作餛飩。產後腹中虛痛及少腹疝痛。或腦中風汗出。取羊肉湯煮生姜當歸北芪。產後帶下。同蒜豉煮。崩中垂死。同歸地干姜煮。寒瘧。飽食飲酒取汗。膈痞。同白麵姜汁陳皮。身面浮腫。取商陸湯、同葱豉煮。損傷青腫。生切貼。白禿。羊脯炒熱貼。長乳。同鼎肉食。止驚、開胃、健力、發瘡。青羖羊、功亦相近。牡羊日羖。忌銅器、半夏、菖蒲、豆醬、醋。凡熱病及孕婦勿食。令子多熱也。白羖乳。羊子五月日羖。甘溫。補肺腎。潤腸胃燥而反胃。治消渴。口瘡舌腫、含噙。漆瘡。塗之。蜘蛛咬毒。腹大渾身生絲。飲之。

腎、羊腰。甘溫、補腎氣、益精。治陽衰、盜汗、腰腳疼、同羊肉、葱白、杞葉和五味煮粥、或陰干為末酒服。腎冷、內腎結硬、同杜仲、或蓯蓉酒煮。腸破腸出、麻油送入、煎人參杞子汁溫淋、并食羊腎粥。

青羖羊肝、牡羊日羖。苦寒、補肝。治肝虛風熱目赤痛、煮食、或生吞生貼。目病失明、生貼并炕干。同決明子及蓼子炒為末、白蜜下。不能遠視。葱子炒研同煮去渣、入米煮粥。青盲內障。同黃連熟地為丸茶下。忌豬肉。瞖膜羞明多淚。上方去熟地。忌鐵。皆肝熱病、以瀉為補。

青羯羊膽、苦寒、明目。目者肝之竅、膽之精華。故諸膽皆治目病、但諸畜臨殺忿氣多聚于肝、故肝之血不利于目，惟羊肝耑明目。羊腎專引藥入腎，性也。點風弦淚眼、赤障白瞖、入蜜于內。風干。待霜出掃下。或九蒸之，候干點之。病後失明、同上目爲物傷。同雞胆、鯉魚胆點。通大便、導之。塗熱瘡、代指。羊肚、甘溫。治反胃虛汗、尿數。作羹食。忌米飲。羊脬、止下虛遺尿。炙同故紙食。羊胵、胵者兩腎間之脂也，即三焦。除臟腑垢膩，潤肺，袪痰止嗽。同棗酒煮。滅痘痕、同甘草塗。青羊脂、生止痢。脫肛，取潤以導之，寓瀉于補也。熟主賊風痿痺、妊娠下痢。酒服。下痢腹痛、同阿膠煮粥。潤肌膚，塗赤丹、陰脫。殺虫。入膏藥，透經絡，去風熱毒氣。瘡疥。悞吞鉄銅銀多食自出。　羊血、鹹平、治血暈悶、九竅出血、衄血（俱生熱飲）、下血（醋煮）、下胎死及胎衣（生熱飲）。解吞蛭蟲及石藥毒、凡服丹石人食之、則十年前之功盡亡、若服石藥毒發、取生熱飲即解。服地黃、首烏、補藥、亦忌之。　羊髓、甘溫、利經脉、益氣血、治血虛風潤肺、澤毛。（酒服。）　羊心、以紅花鹽水塗炙食、解心氣鬱結。　肺、通肺氣、治肺虛久嗽、（以杏仁柿霜豆粉酥蜜灌入煮食。）止消渴、尿數。（同羊肉鹽豉作羹。）　外腎、治腎陽虛精滑。　羊睛、乾為末、點目去瞖、熟羊眼中白珠、和棗核磨汁點目瞖羞明。　青羊角（即黑羊）鹹平無毒，功近羚羊，彼是野獸，此取黑牡角，起稜雄猛。專伐腎邪，辟不祥，故主青盲明目（即羚羊之明目）。止驚悸（即羚羊之治魘寐）。寒泄（即羚羊之惡血注下）。久服安心益氣輕身（即羚羊之益氣起陰）。殺毒蟲，燒之辟蛇惡鬼虎狼（即羚羊之辟蠱毒不祥）。又治風疾恍惚（爲屑微炒酒下）。吐血喘欬（同桂末糯米飲下）。產後寒熱癇疾（酒下）。氣逆煩滿（水下）。打撲損傷（同砂糖焙酒下）。是皆腎虛有熱，不能攝津，主寒泄以補救瞳人。羚羊則因肝傷不能統血，功在去惡血以消瞖障。○燒灰用。　脛骨甘温無毒。入腎補骨。凡思想不遂。意淫于外。作勞筋絕。發爲筋痿。及脾不攝精。遺尿白濁。名曰勞弱。同姜製厚朴硃砂茯苓酒煮糊丸。酒或米飲下。治筋骨攣痛。酒浸服。月水不斷。取前左脚灰同椶灰酒下。濕熱牙痛。同白芷牙皂歸青鹽擦。齒疎。同升麻黃連擦。或同青鹽生地炭香付炭末擦。能消鐵。煨吞金銀。及骨硬。米飲下。其灰可磨鏡。燒灰用。脊骨功同。兼通督脉。治腰痛。杵碎同杞子根葱蒜或蓯蓉草菓湯煮加酒。痏瘻膿水不止。燒灰同射雄黃摻。

毛、醋煮裹脚。

屎治孕婦熱病。塗臍安胎。傷寒肢痛。煮汁浸。或同猪膏塗。時疾陰腫。同黃柏煮洗。頭瘡白屑。煎洗。又燒灰同烟煤油開搽。髮毛黃赤。燒灰。

同猪膏搽。痘風瘡。燒灰油搽。箭鏃竹木入肉。灰同猪膏塗。反花瘡。同猪入鰂魚腹內煅。先以米飲洗過，搽之。又能生髮且黑。瘰癧已破。灰、同杏仁燒研。猪髓調搽。慢脾驚風。炮同丁香胡椒爲末。東壁土湯下。皆苦平拔風毒之功。腹內草積塊、煅存性治反胃。和平胃散棗湯下。羊胎、調補腎虛瘦弱最妙。同鹿胎紫河車、入六味丸中。名三台丸。

豬

配亥、爲六陰之極。屬坎卦、水畜也。飽食嬾臥。周身脂膏不流。故肥肉助濕熱。生痰而氣不降。陰虛及肥人宜少食。痰嗽亦忌。惟肺燥乾咳。及火嗽痰結。食精肉則痰易出。炮熟同白糖食。蓋精瘦肉、補肝益血。

潤燥。但難消化耳。其汁、則全是肥脂所化食之滲入經絡。令人體重動風。發痔瘺痼疾。肥肉、治陰蝕痘瘡。俱煮汁洗。漆瘡。火丹。破傷風腫。俱生切熱貼。解丹石熱毒。同葱菖煮食作瀉、以水淘沙石淨則止。打撲、血凝心下不食。洗淨斬爛陰陽水冲下一錢。使蟲聞香上攻而血開。狂病。和醬食或煮粥、痞疾久熱黃瘦。同赤小豆煮。精肉、治刮腸痢。炙香、和輕粉食。肉脯、治禁口痢。煨食。打傷青腫。精肉炙貼、臘猪頭燒灰。治魚臍瘡、腫黑。狀狹而長。雞子白調敷。膏煎汁。利腸胃解諸藥毒。蠱毒。同烏梅煎飲。即下。諸肝毒。治肺熱卒瘖。和蜜煎。水煮食、下胎衣治尿秘。痘瘡便閉上氣乾咳。和醬醋食酒煮食、治關格。同姜汁煎。食髮成瘕。心腹痛。咽間如有蟲上下。好食油是。產後虛汗加姜汁白蜜煮。同黃連蜜煎汁、治口瘡咽塞。皆甘寒潤、肺。涼血破結除風熱利血脉之功也。塗疥瘡。煎芫花殺蟲。漆瘡。手足唇裂。或入熱酒中洗。貼吹奶發背。冷水浸貼猪膏同滚水大飲通大便燥結甚效。滴鼻治雜物入目、滴耳治蟲蟻蜈蚣入耳。臘月猪膏、塗漏瘡不合。和鹽塗足則山行石蛭不著人。此蛭着人則足穿。入膏藥治瘡殺蟲。同生鐵煎。塗生毛髮。

腦、甘寒有毒治風熱入腦、

眩鳴。塗癰腫。凍瘡皴裂血出。酒和喉痺已破瘡口痛。蒸和姜醋食。脊髓甘寒無毒。通督。命補精髓。東垣治虛損補陰丸多用之。治勞傷骨蒸。同猪胆童便柴胡前胡黃連韭白煎服。小兒顖解。敷之。臍腫。同杏仁研敷。頭瘡。同輕粉煎敷。疳瘡。同上多食猪腦令人陽痿。血、鹹平無毒。消膩除瘴去風。治淋下血。酒炒食。杖瘡血出。和石灰燒、爲丸又燒。三次。敷之血液變爲痰蟲而嘈雜。油炒食。交接陰毒腹痛。乘熱和酒飲。解丹石諸草毒。熱飲心血歸心導血。得氷片入心。故治心熱癲癇驚風。同靛花朱砂爲丸。酒下。凡補心用爲引藥。活痘黑陷。

瓶于之，同冰片酒下。生血亦可。開骨催生。和乳香為小丸，面東酒下二三丸。猪尾、治氣弱遺尿。利腸和血。尾血動而不息。治痘倒靨。同冰片新汲水下。中惡卒死。新割灌之，并縛豚枕之。滴蛇入七竅。或曰猪臨殺驚氣入心，絶氣歸肝，皆不可多食。心、鎮驚。甘鹹平。悸。治自汗不睡。入參歸煮食。嗽血。入沉香半夏，以小便濕紙包煨食。心產後中風驚悸。豆豉汁煮食。心急痛。每歲入胡椒一粒，同鹽酒煮。但多食傷心氣。益血不益氣。忌茱萸。肝藏血，苦溫入血，肝血病用為引、導。治肝虛目暗。葱豉作羹，入雞子同食。目赤、作膾食。雀目、夜不能視，濕痰及肝火也。同夜明砂作丸。雄者良。休息痢、同杏仁童便煎干。脫肛。有猪肝丸卒腫。生切醋洗，和蒜醋食。脹滿。葱頭姜椒炙食。水腫。同陳米菜豆煮粥。中蠱腹痛。蜜煎。牙疳。煮和赤芍末食，後服平胃散。陰痒。納入引蟲。打傷青腫。炙貼。勞悴、日晚寒熱。驚悸煩渴。同甘草末童便煮干。搗丸米飲下。久瀉帶下。同訶子末炙，陳米飲下。餌藥人勿食。忌魚生鵪鶉。猪聯貼。即脾。味如泥。諸獸同。屬土。治脾胃虛熱。同陳皮參姜葱煮粥。積塊。多刺以皮硝擦焙干，入紅花子爲丸。酒下。瘧疾無時。同胡椒吳萸良姜炒。作饂飩煮食。肺、甘寒。補肺。治肺虛欬嗽。麻油炒同粥食。咳血。蘸苡米末食。忌飴。猪腰、鹹冷。瀉腎虛熱。通膀胱。爲補腎藥引導。治遺精多汗。夢與鬼交。入附子末煨食。酒送。陰痿。

同杞葉豉汁椒鹽煮羹。腰痛。椒鹽淹透。入杜仲末。荷葉包煨。酒下。耳聾。蔥薤白防風人參煮粥。脚氣。醋蒜五味治食。卒腫。入甘遂末煨食。卒嗽。干姜煮食取汗。酒積。同葛粉炙米飲下。久泄。入骨碎補末煨食。赤白痢。同陳皮椒醬搗作餛飩食。崩漏。同上。產後蓐勞虛汗。同鹽酒椒蔥拌沖熱粥食。瘦怯。及勞瘵。同童便酒煲。五更初酒下。止渴。各隨主藥以補腎之陰。陽。時珍謂其不補命腎氣者非。癰疽初起。同飛麵搗塗。

胰卽腰兩腎中間之脂卽三焦。甘平微毒。除腎臟邪毒垢膩。潤臟。治肺痿咳嗽。同棗肉浸酒食。脾虛冷痢。舌上生瘡。腹鳴。心悶。脚酸痛。經閉無力。痃癖。傳尸。兩肋虛脹。肺干脹喘。俱同青蒿葉酒煲干。和玉桂酒服。遠年肺氣。

同輕粉入瓶煅至烟盡飲下。解丹石毒。炙汁飲。石隨大便瀉下。去瞖。同蕤仁青鹽搗點。手足唇裂。酒浸搽。皸瘡。同胡連等藥。通乳。肚、甘微溫無毒。補脾胃虛。以胃治胃也。入人參于姜川椒葱白粳米蜜縫煮。或加茨實。治水瀉。入蒜煮爛。五更瀉者加平胃散為丸。飲下。消渴。入黃連花粉知母天冬粱米煮爛搗丸。飲下。或同豉煮粥煮湯。勞熱骨蒸。勞蟲疳蚘。俱釀糯米蒸搗為丸。通血脉。消積。養胎。治熱勞脚氣。俱以蒜椒醬醋等治食。疥痒。皂莢煮水煮食。白禿。勿洗熱搨。引蟲。或入砒札煅存性。油和搽。以椒湯洗。殺牙蟲。肚尖上涎同枳殼末、絹包咬之。腸、甘寒。引藥入大小腸。治腸風臟毒。熱痔血痢。入黃連。或槐花醋煮爛為丸。米飲或酒下。寒瀉。入吳萸蒸爛為丸。飲下。

尿數，廣腸挺出。脬（即尿胞）鹹寒，引藥入膀胱，治遺尿（入糯米以五味煮食）。疝氣墜痛（入大小茴、故紙、川楝等分，加青鹽酒煮爛食，飲其酒，其藥焙爲丸）。陰囊濕癢（鹽酒炙食）。玉莖生瘡（帶半尿，以新磚煅干，入黃丹摻）。脬入參煮食，治產傷胞。膽苦寒，清心通脈，補肝膽以和陰，滑潤直達下焦，令肝血和而風靜（不僅瀉肝膽火之說）。治裏寒外熱，厥逆無脉，干嘔而煩（此陰陽閉寒，故用白通湯以通陽，加人尿、豬膽，鹹苦直走下以和陰）。或瀉或止，久而不愈（取汁炒黃連、黃柏爲丸，或加膽汁炒柴胡等爲丸，飲下。此肝血不和而風動擾土，若不有以和陰滑臟，徒用黃連瀉肝膽，鮮效可知。時珍謂其瀉肝膽及寒因熱用之說未盡）。傷寒斑出（同雞子醋煎服）。

取汗。**通小便**。熱酒調服。又連汁籠陰頭。亦通。**導大便**。和醋用。內無大熱者用之。**止痢**。入黑豆加射陰干。研。姜湯下。**濕置嘔痢面赤**。和姜汁導。傒酸氣冲喉下。五色物及蟲。即愈。**止渴**。同定粉煎爲丸。含化。**殺蟲**。同醋煎。**點目瞖赤腫**。和鹽硼。或同銅錢蒸干。爲丸。**疔瘡惡腫**。同葱搗敷。**瘭疽出汁**。身生如赤豆。生汁搽之。**治喉風閉**。入黃連青代薄荷殭蠶白凡朴硝等分。紙包。于臘月懸地下。封蓋。立春取出風干。研末吹之神效。**胆皮晒干燒灰。最去目瞖。治天蛇毒**。入雄黃蜈蚣末。干胆內套指。○胆導法。或和醋或和皂角末攪勻。更速。**猪膚。甘寒**。即猪皮。**入腎肺解客熱**。猪水畜也。**治少陰下利。咽痛胸滿心煩**。煮汁。入蜜以潤燥除煩。入白粉同熬。以益氣止利。**上唇。治盜汗**。煎湯調椒目末服。鼻、燒灰治目風膜。水服。舌、健脾消食。和五味煮汁。靨、喉系下紅團肉。治項下癭。焙末。酒下。或酒熬。露一夜。炙食或同沉香陳皮硃砂為末。臨臥酒下。忌鹹酸油膩。齒、煅灰。治驚癇痘陷。皆熱病、蛇咬中牛肉毒。骨灰、治赤白痢。酒下。止渴。同大棗建蓮炙草煎飲痘陷。煎汁飲。頰骨尤良解丹石馬肝菜菓諸毒。脊骨更止渴。外腎、甘溫治。風。寒。驚癇癲疾、壯熱掣縱、吐舌出沫。同歸酒煮服。鬼氣。蠱毒。除寒熱。賁豚。五癃。邪氣攣縮。莖中痛。陰陽易、少腹痛。熱酒吞。猪乳、提後脚捋取。甘鹹。寒。走血以去風。熱。治驚癇鬼氣、寒熱。天弔。五癃。斷酒。飲之用代乳兒。可免驚癇痘疹患。皆風熱耳綿蘸吮之月兒胎驚口禁。和朱砂抹口。母猪蹄、甘鹹。下乳汁。煮汁、入通草漏蘆煎取湯。和葱豉煮粥羹。治癰疽乳發。同通草煮作羹。天行熱毒肢腫。同鹽葱煮飲。解百藥毒。洗撻傷腐瘡。去惡肉。漬熱毒。消毒。蹄甲、酒浸半日。炙焦用。化痰定喘。同半夏枯凡射末。飲下。或同南星煆。加冬花水射研食後桑白湯下。治痘瘡入目。浸湯洗斑痘目翳。同蟬蛻羚羊角研。溫水下。白禿。入白凡棗肉煆和輕粉。油開搽。五痔。伏熱在腹。腸癰內蝕。毛灰、治赤白崩中。同黑豆煮酒食。塗湯火傷。油調搽。留瘢出毒。屎、寒。無毒。去熱解毒。治天行熱病。黃疸濕痺。蠱毒。

瘴霧毒。頭痛心煩，項強頭掉欲吐。口唇生核，疔瘡入腹。赤遊火丹。一切藥毒。俱水浸絞汁服。及塗。攪腸痧痛。母猪生兒時屎，干為末，白湯下。燒灰治血崩。酒下。小兒客忤偃啼及夜啼。驚癇痘疹黑陷不起。淋汁浴，并服。中猪肉毒。水服。塗白禿惡瘡，消腐肉。同雄黃、檳榔。疽青爛多水。塡滿，以米泔洗淨搽。雀瘻有蟲。猪膏和敷，引蟲出。血不止。新屎壓之。臘月猪尾燒灰治喉痺。水下。赤禿髮落。和猪膏塗。

猪肉古人多言食忌，然皆不驗。惟反黃連、烏梅、桔梗。肥肉外腴內滋，潤腸胃，生精液，充肌澤膚。老人燥痰干咳最宜。惟外感、膩滯、固邪難出瘧痢。内滯不受肥粘。弱病。腸胃薄受厚味。不肥人。多風濕寒痰。食之則生痰動風。濕熱。金瘡人。食之助濕作熱。忌之。一種蹄甲白者有金水相生之象。鹽漬風干製爲南腿。補養脾腎。病食無礙。

狗

黑者煖。腎。黃者煖。脾。胃。以其性温屬土也。然味酸鹹。亦補。腰。腎。壯元氣。煮爛。和糯米飯入麴釀酒。氣虛勞熱人。骨皮前胡北芪蓯蓉酒醋煮至爛去藥及骨。加當歸蓮肉陳皮蒼朮厚朴炙草末爲丸。鹽酒下。寒瘧。水鼓。氣脹。敗瘡稀水不斂。痔瘺。有蟲者。和藍汁。俱宜食。食後發渴。粥飲解之。食犬不消。發熱腹脹。心下堅。

或泄。杏仁茶可解。○按艮爲狗。肖于戌。屬土。能制水。而內經以爲木畜。謂其酸溫達肝陽以化陰土也。故能壯陽煖腰膝。塡髓實下焦。狗血。鹹溫。白狗治癲癇、溫熱發狂。從背破取熱飲。鬼擊吐衄血。疔腫。塗黑狗血。治產難。血上沖心。酒下。虛勞吐血。解藥毒。俱生熱飲。痘瘡入目。點之。辟邪魅怪病。一女生瘡痒而不痛。愈而復發。係犬于馬。馬走五十里。斷犬頭。合痒處。一蛇在皮中。動。鈎取之。長三尺。腥能引蟲。心血。治心痺痛。和川椒末服。狗乳。初生子者。治十年青盲。頻點狗子開目即愈。腦。治頭風。鼻瘜。陰䘌。狂犬傷。取本犬腦塗。涎、用鹽擦鼻即出治諸骨硬。脫肛。抹之誤吞水蛭。以餅點食。腎、平、微毒。

治產後身冷如瘧。身熱用猪腰。膽、鮭魚插樹位枯、狗膽塗之即生。小

毒。屬土木。達肝陽化陰土。而苦平、上行肺心以活

血散結。諸畜膽所不能。治衄血。傷損血。氣痛。酒下半個。瘀即下。刀

箭瘡。惡瘡。鼻齆。鼻瘜。塗之、聤耳出膿。同枯凡綿包塞之。目赤

澁癢。目中出水。肝虛目暗。上伏日采酒服、又入螢火陰干點、或生點。反

胃。和五靈脂為丸、酒下、龍眼大三次即效。痞塊疳積。同炒枯五靈脂。阿魏等分為丸、黍米大。津咽三十丸。赤白痢。入黑豆陰干、加射、赤以甘草湯、白以干姜湯下。去腸中

膿水。和通草桂為丸。服之令人隱形。搨蟲蛇癰癤

怪瘡。功同狗血。殺蟲。青白犬良。　陰莖、六月上伏日采陰干。鹹平。
無毒。走下焦。補命。火。痿精興。陽。同吐絲沙苑盆子魚膠山萸鹿茸巴
戟蓯蓉。補衝任。多火忌之。治帶下。沖任虛寒所致。婦人陰癢」　頭
毛灰。治邪瘧。湯下。尾毛灰、敷犬傷。湯火傷。和烊膠塗。　齒
平微毒。治癲癇寒熱。磨汁服。燒灰治痘陷。同人牙灰湯下。
頭骨灰、止金瘡血。治跌仆損傷。同血竭蛹蛇胆䗪蟲天靈蓋自然銅、
乳沒。臨杖服、護心止痛。杖後服最生肌長肉。治久痢。
湯下。解顱。雞子白調塗。赤白帶。夢洩。產後血奔四肢。俱酒下。
接骨。熱醋調塗。止瘧。止崩。歛瘡生肌。同桑白當歸爲末。油搽。　化鼻

瘜爲水。同苦丁香吹之消諸瘻。酒下骨灰、生肌、治諸瘻、妬乳、休息痢。屎、熱毒、燒灰、治心痛欲死。酒下發痘陷。治魚肉癥積。酒浸飲。解諸毒、敷諸瘡疔腫瘻瘡。并酒浸飲黃白犬屎中粟。干餓數日以生粟飼侯其泄下淘取之。治噎膈。煮粥入藟白泡熟。去藟白入沉香末食。痘倒陷。爲末入射。新汲水服解毒之功也。黑犬亦可。肝、治心風發狂。批開。以黃丹朴硝擦之縛定。水煮飲食。脚氣攻心。生切。以姜醋進。取溲先泄勿用。塗狂犬咬。同心臀搗

驢

肉甘溫食之動風。脂肥尤甚。或言其治一切風。是指烏驢。言烏驢皮治風狂。釀酒。補血。阿膠是其所製。其頭

肉、治消渴、黃疸、俱甚效。同姜韮煮汁食。釀酒去大風。其膏、治癲不語。酒服去聾。同鯽魚胆入葱管七日。滴之。或同生椒生搗錦包塞之。消眼中瘜肉。同白鹽注兩眥。塗瘡疥癬風腫。同鹽乳、甘冷利、無毒。治黃疸濕熱急驚天吊。止渴解氣鬱。稀痘點風熱赤眼。浸黃連取汁點。陰莖、甘溫。強陰壯筋。尿、辛寒。小毒。殺蟲利水。止脹治反胃。熱飲二合。不可過多。如病深者連服七日。屢效。噎病。或單飲。或入四物湯內服。狂犬咬癬癘惡瘡。俱多飲。風蟲牙痛。含漱。屎、熨風腫漏瘡。炒、絞汁治心腹痛水腫。燒灰止鼻衄。塗瘡癬。油開。

阿膠　凡皮皆肺之合。皆入肺。烏驢舌黑而皮純黑。屬水、入腎。水性下趨。得火化而甘溫上行。則肺陰裕而火不能傷。皮主外衛。煉成精液。則金化水下降。而主血之心。火與藏血之肝。氣皆和而風火不作。故驢皮煎膠。本能潤肺益氣。（滋肺以和心包。則火不食氣。）滋腎益血。（陰益而陽化。則血自生。）養肝熄風。治一切風毒骨節痛。（酒服。）若阿井水煎成。特名阿膠。所重在阿也。阿井是濟水之伏脉所注。內經云。手少陰外合于濟水、內合于心。故入心。以驢皮屬水。煎膠而氣平。（入肺）味甘。入脾則水上行心肺而血生。腎脈直者上貫肝膈入肺其支從肺絡心肺陰入心生血皆藉腎脈貫膈而上故曰血原于水成于火得甘以守之而血乃行于肌湊散于經脈。經曰中焦取汁變化而赤是謂血又曰脾統血是血之能生能化能行能止者此也。故治肺痿吐血。同蒲黃生地或同辰砂藕節汁蜜調嘔血。同木香糯米末滾水下衄血。同蒲黃生地姜汁大衄者以布札兩乳尿血。炒研粥飲下血痢。酒化下血。同生地汁酒下崩帶。經不調。蛤粉炒同辰砂酒下胞轉淋閉。水煮服血痛。皆水不濟火肺陰受傷心包之血不能散行于經脈而亂溢于上下。血枯。入心補血勞極氣虛灑灑惡寒。如瘧狀虛勞瘦弱。陰衰而陽化則壯火不至食氣陰降而陽隨之以歸元。則元氣亦受益。是由益陰化陽。以益氣也。腰腹痛四肢酸疼。脾爲後天生血之本。脾血枯。則內空而痛。安胎。胎得血養。其治肺風喘促涎潮眼竄。同蘇葉梗烏梅。諸風癱瘓者。以豉湯化頓服。繼食蔥豉熱粥。驢本馬類。動風。肝爲風臟。藏血。借動風之藥。引入肝經。得阿水之沉靜。以制動。則風火自熄也。其化痰定喘嗽安胎者。同蔥白豉煎。陰降則火不化痰。與濕滯之痰異。陰內守則氣平也。與風寒濕壅之喘異。卽治吐下等血。亦由暑熱傷陰之病。若風寒外鬱。怒氣初盛。濕盛化熱者。非所宜也。至虛秘。同蔥白蜜。肺癰肺痿。尿秘。水腫。皆用者。潤下滋燥之功也人身血脉宜伏不宜見宜沉不宜浮阿井水清而且重性下趨用攪濁水即清故降於濁而去火炎上逆之痰更與血脉相宜同葱豉則宣氣達陽以化陰滯同蒲黃則心和于土而血化同生地則助其凉血以退熱同酒則行氣以和血氣行血和故癰疽腫毒可治同枳殼滑石蜜則通利二便產後虛秘宜之凡煮膠須加鹿角乃成有陰得陽化之妙故本經又言其輕身益氣凡肺病喘嗽不論肺之虛實俱宜阿膠加紫苑冬花又同猪苓則利水同四物則止胎漏同蜜蠟黄連則止瀉痢同杜續

青蒿北芪則止崩漏但阿井今奉官禁。惟熬貢膠。乃啟封。眞阿膠難得。雜水所熬。亦能去風補血。但無下趨僭陽之性。則止血調經。化痰之力薄矣。乃僞造者。又以牛馬舊革鞍靴之類。濁穢不堪入藥。當擇光黑如漆。色帶油綠。不作臭氣。夏月不濕軟者眞。本經阿膠亦用牛皮。如果生牛皮。水浸熬膏。功不滅驢皮。以牛水畜也。但今之牛膠。製作不精。故不可。然性粘膩。胃弱作嘔。脾虛食不消者勿用。同黃連歸干姜治冷熱不調。下痢赤白。裏急後重。同人參治小兒驚風後。瞳人不正。阿膠育神。人參益氣。補血、麵炒。飲化止血、蒲黃炒。酒化。童便和化痰。蛤粉炒。

潤腸利、水、水煮得火艮山藥爲使畏大黃

虎骨　虎屬西金。厥旨爲寅。嘯則風生。是木從金而化。如乙庚之合。能使肺媾于肝。以益血養筋而熄風。肝木從陰達陽于上。必得肺陽降陰于下。肝乃右旋而內返。中風之危症。皆木不得金化而升降息也。且取用在骨。得堅貞之氣。故辛而微熱無毒。壯氣。燥胃追風定痛強筋。肝主筋壯骨。以骨補骨。凡風病攣急。血不潤則筋不舒。骨節風毒風虛走注。風有太過不及。皆陰微不能從陽耳。爲之要藥。辟邪。治健忘驚悸。同龍骨遠志末。姜湯下。癇癲瘟瘧。皆取其威也。宜頭骨。頭風亦然。休息痢脫肛獸骨哽犬傷。

俱搗末水服。痔肛凸。蜜炙爲丸。温酒下。湯火傷。敷之。月蝕瘡。以猪脂熬膏塗。白禿。油開。臁爛瘡。虀汁洗。敷之。虎之氣力皆出前足。故膝脛及前掌腕中骨形圓扁似棋子者最良。而左脛尤勝。以卧必枕左脛也。然按病之前後左右頭脊收用尤效。骨、取黃潤者良。青黑者乃藥箭毒。勿用。杵碎去髓。以狗肉包一夜。投其好以同其靈。塗酥、或酒、或醋、炙黃脆。研如塵用。粗則着腸成積。同附子。治白虎走注兩膝熱腫。同沒藥治歷節痛。同通草煮汁食。治筋骨痛。同乳沒付子蓯蓉牛七川瓜天麻爲丸。治肝腎氣血虛。足膝酸痛無力。煮汁浴。或和醋浸。去骨節風毒。止脚痛腫。○虎睛、以生羊血、或酒、浸一宿。焙干研。治小兒癇。同犀角大黄遠志梔子蜜丸酒下。或同竺黄、地龍、硃砂、代赭、人參、雄黄、醋淬鉄粉、金銀箔、輕粉、研。紫蘇湯下。驚啼。水調下。夜啼。竹瀝調下。明目。皆心肝熱。而木從金化以益血也。或曰龍骨安肝魂。虎睛定肺魄。勿泥。一時難得。以珍珠煅末代之。牙、治狂犬傷發狂。殺勞蟲。刮末酒下。虎肚、治反胃吐食。瓦煅存性。入平胃散和勻。白湯下三錢。肉補在後。

犀角酸寒。牛、屬土。清胃。而犀居水。食毒草蒺棘。是得水土之精。毒物投水土而俱化也。故解鉤吻鴆羽蛇草百毒。蠱疰。凡蠱毒之鄉。遇有飲食。以角攪之。有毒則生白沫。無毒則否。以之煮毒藥則毒消。除邪鬼瘴氣。天地之戾氣卽天地之毒氣。水火旣濟卽天地之靈氣。中惡仆倒厥冷握拳口鼻出血。似尸厥但腹不鳴心腹煖切勿移動同朱砂射水灌令人圍繞燒蘇合安息香或燒火打鼓救之。魘寐不寤。切勿火照以犀角爲枕又唾其面啖其踵及大趾甲。服食中毒。俱生末水下。其治吐血。同鴦鴨肝研桔梗。酒下。衄血尿血。同地芍丹皮熱盛加芩。心係于肺小腸爲心腑故二症可同方。痢血同生地地榆。下血去風利痰痘疹密黑陷。新汲水磨冷服。驚癇生磨服。傷寒時疫發黃發斑。熱病下遲則熱留胃而發斑。下早熱乘虛入胃亦發斑。畜血譫狂。消癰化痰化膿。定驚明目者以其酸苦涌泄鹹寒淸熱。入胃除熱而效其用于心。肝使心火熄而肝風自平血結自散也。風火相煽即成熱毒熱毒在心。則血結而神昏語澁故犀角治症多是昏冒不語。痘因氣虛毒盛。及灌漿時。勿用以其化膿爲水也而結痂餘毒瘡腫。又宜之氣虛失血孕婦勿服以其耗散氣血也。中毒箭犀角刺瘡中立愈。熱毒伏心下觧血同地榆銀花升麻丹砂滑石研以銀花藤汁爲丸更效。按血結在上者犀角地黃湯散之血留在中者桃仁承氣攻之血實于下者抵當丸決之

黃中黑花黑中白花者爲上純黑無花而光潤者次之鎊成以熱掌摸之香者眞臭者假角尖爲勝。鹿取茸犀取尖其精氣盡在是也。現成器物多被蒸煮者不

堪用。入湯劑、生磨汁。入丸散剉細紙包納懷中待熱研立細。升麻爲使。忌鹽。

象皮　皮肉壅腫。人以鈎刺之半日即合故治金瘡不合。下疳。燒灰用。或切片酥炙熬膏。生肌。其治濕痺者甘辛平之功也。牙甘寒無毒善脫故拔毒生肌去通腸漏管。同明凡黃蠟鉛花蝟皮。牛角䚡金頭蜈蚣猪甲。痘疹不收。銅銚炒黃研白水下。鉄及雜物入肉。刮屑水敷。骨刺入肉。白梅肉調塗。骨物哽。磨水服。舊梳屑尤佳。尿秘。生煎飲。尿多。燒灰飲下。心肝風癇驚悸。一切邪魅迷惑熱疾骨蒸。以其殺邪也故古人以象牙作十字。貫于山榆木而沉之。則水怪死。合丹藥置之于傍。則无忌。

胆苦寒。微甘。清肝心。脾。功同熊胆。去塵膜。內障。明目。肝熱則目暗。同熊胆鱧魚胆牛胆石决射糊丸。茶下十丸。治口臭。綿包貼牙根。疳疾。皆心脾熱。殺癆蟲。同獺肝蘆薈干漆胡連丹砂黃連青代鬼臼入滋腎藥內。須干了上有青竹文斑。光膩微帶甘者眞。要另擣粉乃和藥。

熊胆。熊常升木引氣。冬月則不食。舐掌食氣。是足于氣者。故胆苦寒。清心瀉肝胆。凡胆所同而獨能辟塵撲塵水上。投胆少許。即豁然而開爲眞。是其所獨。是陰寒而有陽動之氣能暢肝胆氣血通周身經絡而開邪結故明目去翳。同冰片點。如淚痒加生姜粉。治初生目閉。搽之內服四物加甘草花粉。腸風痔瘺惡瘡。同猪胆冰片搽。驚癇蟲心痛。畜血。血淋。俱水服。牙蟲。同猪胆冰片搽。中箭弩。塗之。更同雄黃酒服。痔瘻。同君子肉水飲下。耳鼻各瘡。時熱黃疸。喉痺。皆熱毒閉結之病。同竹瀝更治驚癇。暑痢。目疾由肝腎虛。不由肝脾熱壅閉塞氣血者。諸胆均忌。一法以少許研滴水中。挂下如線。直至水底不散者真。

羚羊角　羚羊屬木。角則骨之餘。腎之堅氣也。經曰腎在體爲骨。在氣爲堅。氣寒味鹹。入腎無毒。是具體于腎致用于肝故明目。肝血少則目暗瞖障。水足則肝血充。益氣。經曰一陰爲獨使。水足而肝。行。其化則氣充。起陰。陰器爲宗筋屬肝木木得烈日而萎得雨露而挺也。去惡血注下。肝藏血。肝熱則瘀滯下注。疝痛。毒痢。瘡腫瘰癧。鹹破血。寒清熱也辟蠱毒濕熱成毒。鹹除寒除之。除邪氣。惡鬼魘寐。卒死。羚羊靈異通神之功去風舒筋。治驚癇、中風、子癇、搐搦拘攣歷節痛。肝主風。主筋。熱生風則攣痛。鹹寒舒之。安神。魂定驚狂。肝熱則魂越。怒氣煩悶。氣逆、噎塞、寒熱相火寄于肝膽。在氣爲怒。病則諸症并見。俱爲末水下。去瘀生新。止汗。消水。催生下胎。熱痢。赤丹赤斑痒甚則殺人俱磨酒或水下惡瘡。溪毒。散血清熱之功。再按諸角皆入肝散血解、毒而犀角爲最以其得水土之精消毒物專入胃經拔毒外出故痘熱毒盛必用若痘毒并入腎經氣分正面稠密不起是腎不能致氣于肝肝亦不能爲腎行其化又須羚羊角分解其勢使氣流運惡血于他處此非犀角所能世人罕知蓋羊本火畜而角長有節內有天生木胎故又屬木水中之火即腎氣也故羖羊角亦治靑盲目暗辟邪魅蠱毒惜世罕用惟與白羯羊角同治乳癖今人每用琉璃角燈磁片刮碎懷胸中合熱研細酒下效取宿腐之味以消陳積也不可單用角有節有掛紋者眞

羚夜以角掛樹而宿若一邊有節而疎乃山驢山羊非羚也多兩角一角者勝鎊剉細藏懷中熱研或磨用肝腎虛而有熱者宜之

鹿麋辨　鹿山獸孕于秋生于春是受氣于陰成形于陽每夏至角解陽體遇陰而退也故其茸角補陽補右腎精氣麋澤獸孕于春生于秋是受氣于陽成質于陰每冬至角解陰質遇陽而退也故其茸角補陰填左腎血液然麋鹿之臥口鼻皆反向尾閭以通督脉督脉爲陽氣之總督爲周身骨節

之司爲陰中之陽陽常下引眞陰上升于腦其下引也即其下交于任陰也是頭爲諸陽之會即爲陰氣之會（水中之火曰陰氣又曰精氣）茸角生于首故二者皆入督以補腎腎亦主骨也（任爲陰陰氣之專任常下降丹田以引陽即其下交于督陽也故龜伏息而任脈通鹿反向而督脈達）二者之角皆血所貫皆能補衝脈心包以衝爲血海心包主血會也（斑龍丸歌云能補玉堂闕下穴即心包也胞中爲精血所聚其脈絡于心故心包絡主血會）但鹿雖益陰而陰成于陽陽爲主舉陽即以益陰麋亦益陽而陽成于陰陰爲主補陰即以健陽　質粗壯

腦骨堅厚。毛蒼黑而雜白毛者，麋也。形畧瘦，腦骨畧薄，毛黃澤而無白毛者，鹿也。

鹿茸　甘温。一云鹹熱。無毒。補陽氣以生精血。固精。陽升舉則益髓。強筋，健骨，安胎，攝二便，益氣，起陰。皆大氣升舉之效。凡真元陽虛，精血又竭，以致耳聾，眼花，眩暈，骨熱。腰脊冷痛，同吐絲、大茴、羊腎酒煮爲丸。尿數，帶下。冲任虛寒。同狗脊、白斂、艾、醋煮糯米爲丸。虛痢，酒熬加射，以灯心煮棗肉爲丸，飲下。血痳，崩漏，尿血淋濁，肢酸，疼軟，虛勞，洒洒如瘧狀，寒熱，驚癇，上燥下寒，或下熱上寒。驚癇皆冲任病。陰氣虛則相火妄動而上熱下寒。陽氣虛則隨陰下。陷。而下熱上寒。○宜峻補者俱同五味加入八味丸。名十補丸不受燥補者。同淮山當歸酒煮烏梅爲丸強志。腎藏志精血足則強生齒。齒爲骨餘殺癆蟲。脊中生蟲習習痒痛淅淅有聲。同鱉甲生犀。加入六味丸。與天靈蓋同功。癰腫疽瘡脈沉細相火衰者宜之。陰虛有火。上焦痰熱。及氣升入。勿用。形如茄子。圓短毛軟。片如瑪瑙者上。如黃蠟者次之。短亦要二三寸。太嫩則氣血未足。毛硬枯瘦尖長生歧者下。酥塗、酒塗。炙用。不可過焦。傷其氣血。

麋茸 甘溫無毒。其治筋骨腰膝酸痛。多與鹿茸同。但功偏于陰血腎精。而升陽之力薄。前人謂其勝于鹿茸者。言無温補過峻之慮也。

鹿角 鹹温無毒。生用散熱行血。消腫辟邪。治胎漏。（屑同歸水煮。）胎死墮胎血瘀。（爲屑。葱豉湯下。）胞衣不下。（屑末酒下。）瘧疾。（乳調下。）跌折。（酒下。）骨哽。（爲末含嚥。）夢與鬼交尿血。（俱水磨服。）脾熱流涎。（末。米飲下。）蜜炙研酒服。活血兼通陽道。止筋骨痛。燒灰治胞中餘瘀。（酒下。）赤白痢。（同髮灰）塗丹毒。（猪脂調。）背癰乳瘡。（醋調。或醋生磨亦可。）以角血發洩已盡。止有拓毒消散逐惡之功也。 麋角功同而益血去風痺痛。除丈夫冷氣。益陽更勝。以陰將盡而故將革也。

取現年新角尚嫩者。寸截。炭火燒過。為末。水和成團。或牛乳和。更妙。絹包再煅。或寸截置小罈中酒和浸七日。刮去黃黑皮。盆蓋泥包封。大糠火燒一日夜。研用。名鹿角霜。或生為屑。炒黃研細用。粗則傷腸胃。生者活血。勝于補虛。酒浸焙。及煅炒、通陽益虛勝于活血。古方陽虛尿數。同茯苓酒糊丸鹽水下。尿不禁。角霜獨用酒糊丸酒下。皆用角霜。取其堅質。火煉。通陽以堅腎也。張石頑曰。角霜溫中益土。治脾胃虛寒。少食反胃嘔逆甚效。取其溫中而不粘滯也。須炒煅用。今人以煎膠之渣代用。其膠既去。服之何益。

鹿角膠 一名白膠 堅強之陰液。得火煉成膠。是陰化于陽。中。甘鹹微平。能填補冲任督脈之精血。茸從督脈交通陽維以及于冲。脈。膠則直從督而絲合冲。任。兼通達陰氣以活血。補而不倦。故本經列茸于中品。列膠于上品。以其甘平足貴也。強腎。主傷中。胃在中焦而三脘皆在任脈。是胃陽本于至陰。而陰爲中之守。勞絕。腰痛。羸瘦。補中益氣。經曰陰傷則无氣。氣虛憊倦。有似勞極而倦者。故曰勞絕。婦人血閉無子。吐血、下血、崩血、尿血。盜汗。遺精。同龍牡角霜。酒糊丸。鹽湯下。尿數。同茯苓酒爲丸。或不禁。酒同鹿角霜爲丸。帶漏。肢痛。安胎。去冷。止痛。皆補精化氣之效。功下歸于元精。茸則補氣化精。主上行。治症畧同。而功用各別。其治淋露跌折瘡腫。卽鹿角拓毒之功耳。得桂通陽除寒熱驚癇。同龜膠達任。治瘦弱腰痛。得歸地入衝脉。治血閉胎漏。同角霜。鹿茸。龜板。虎骨。豬脊髓蜜丸鹽湯下。名異類有情丸。大補氣血。勝于草木石金。善飲食人加豬胆汁以降火。麋角膠功同而效更大。以其血更足也。麋角屑酥炙。同附子。或加淮山酒為丸。治瘵。大補氣血。壯筋骨。或用麋角霜亦可。可知麋鹿膠功用不減麋茸。取嫩角寸截。河水浸七日。刮淨。煮三日夜。頻添水。俟角液盡。去渣取汁再煎。加酒熬成膠。陰干。忌晒。晒卽化水。今多以牛膠加豬實偽充。宜察。

鹿骨。甘熱。安胎。下氣。益虛弱。續絶。壯骨。除風。同杞子水煮或浸酒治洞泄。燒灰水服。脊髓。甘温。主傷中絶脉。筋急痛。酒和服。肺痿欬嗽。同杏仁桃仁生地汁酥蜜。壯陽。令有子。蜜煮食。塡髓。壯筋骨。生精。潤燥。同生地汁煎膏。或同猪脊髓鹿腦鍊膏加蜜鍊勻。入滋補丸服。甚妙。凡腎寒。腰痛。以姜汁化少許。入摩腰膏內擦腎堂臍煖氣透入丹田。大補元陽。以鹿一壯能御數牝。腎氣甚足。腎主骨髓。則骨之充也。角則骨之餘。

鹿胎。陽質初備。甘温無毒。為補養天眞。滋益少火之良藥。參芪河車桂附等佐之。則大補元陽。凡下元虛寒。而不受燥。

補者加入六味丸中則無傷陰之患　色淡形瘦嘴尾蹄甲如生鹿者眞若色深形肥爲麋胎食之損眞陽獐胎亦似鹿胎但色皎白且下唇不若鹿之長于上唇　入藥酥炙黃用　鹿肉亦補陽但服丹石藥人勿用以其食毒草解諸藥也麋惟茸角陰中有陽而血肉筋骨俱成于陰故肉甘寒益陰多食則陽痿孕婦食之令子多病　鹿血起陰治腰痛折傷肺痿吐血崩帶氣血虛諸氣刺痛刺頭角間血同酒飲解痘毒夏至前後頭血勝冬至前後尾血佳同兎血各以紙盛置灰上晒干

和乳沒雄黃黃連硃砂射蜜丸能稀痘。或曰刺血不可代茸。亦一說。又曰二茸一陰一陽分之可以治陰陽之偏勝。然鹿陽中有陰。麋陰中有陽。則羣以陰藥即益陰。助以陽藥即益陽。二者亦可合用。故本經言鹿不言麋。

鹿筋、治勞損續絕大壯筋骨起陰食之令人不畏冷。去塵沙眯目。嚼爛挼入目中即出。骨哽軟漬捲緊索。如彈子大。持筋端吞至哽處。徐引之即出。但骨細者、為鹿粗、即為麋筋。食之反陰痿。懸蹄上有四骨者為正北鹿筋。兩骨者非也。

射香　麝似麞而居山食柏葉香草蛇蟲。其香在臍。為諸香之冠。香者天地之正氣。故辟惡氣殺鬼去瘴蠱毒殺蟲。（邪氣中人，亦能閉塞關竅）氣味辛溫，香氣射人。能走關竅。自內達外。使皮毛經絡骨節之壅結俱開。而邪從此出。故逐心竅凝痰而治驚癇。（水調服。）溫瘧（邪閉募原。）邪瘧。（同墨研。書去邪辟魔四字于額上。）魘寐不醒。（心氣閉。）諸風。諸氣。諸血。諸痛。癥瘕。鼻窒。耳聾。目翳。陰冷（納子宮。）帶下。（冷所致。）逐敗血。催生。（同鹽豉，以舊青布包燒紅，以秤錘淬酒下。）壞菓敗酒、故消酒菓積。治蛇咬。（塗足。蛇不敢到。）牙蟲。（綿包咬之，以其食蟲蛇也。）蝕一切癰瘡膿水。（入十香丸服。毛竅皆香。）痔腫、口內肉毬（有根。綿吐出乃能食，痛徹心。水研含吞。○射入脾治肉。牛黃入肝治筋。冰片入腎治骨。）凡中風中痰不醒，以油調灌。先開其關。雖虛症宜補，忌通。但虛而病于壅結，亦須少佐開通，爲引導。惟中風在表，未入于裏，用之則筋骨皆開，反引邪內入，致成痼疾。開通之後，亦勿復用。同雄黃研，羊肝包吞，治蠱毒；同硫磺、辰砂貼壅腫。孕婦忌之。射見人捕，則自剔出其香，爲生香，難得。今用以當門子爲勝。勿近日火，微研，或入酒研，不損香氣。忌蒜。不可近鼻，防蟲入腦。今人以荔核灰入酒拌僞充。同桂末治菓積，作脹氣急，以瓜菓得射即落而不實，木得桂即枯也。

猬皮 爲胃獸。類鼠屬水。皮毛如針。象金。苦平無毒。專入大腸。燥金以散。泄。辛散苦泄濕熱。活血。故治五痔。陰蝕下血。同山甲灰豆叩末米飲下。或同熟艾燒烟熏之。腸痔有蟲。油和塗。腸風下血。煿焦去皮取刺。同炒黑木賊酒下。蠱毒下血。水服。五色痢。酒服。脫肛。同桂磁石末米飲下。鼻衄瘜肉。俱綿包塞鼻。陰腫痛引腰背。酒煮服。猬能制虎故去風緩收。腹痛疝積。酒服。反胃。酒調服。或煮汁。眼睫倒刺。猬刺棗針白芷青代等分。隨左右目噹鼻口含冷水。煅存性用。或炙。脂滴耳治聾。肝腦治瘰癧狼漏。腦又點痘後風眼。

按痔症初起。多屬腎陰虛。不能潤腎竅。而大腸燥加以酒食積毒。乘燥化火傷血。則大腸之收氣失職，而濁氣污血流注肛門而成。是初起皆燥與熱合，宜滋陰潤燥；久之則熱與濕合，熱勝則腫痛，宜清火滲濕；濕勝則堅硬下墜，宜宜利。若疼痛作癢，又宜涼血去風。不得過用苦寒，致陽病不能化陰，而濕益不行；亦不得詎用陽藥傷陰，致陰不收而淫為熱。須因症以為主劑，而此味皆可佐入，以其大腸燥金有專功也。

鼠 用牡不用牝。艮為鼠，肖于子。穴土善穿。甘溫無毒，稟水木達。肝益胃，制濕透絡，消食，治疳積寒熱，貪食泥包燒，去骨，和五味豉汁作羹，或炙食。石水鼓，癥瘕，骨蒸勞瘦，殺蟲作羹粥，或酒熬入藥。勿食骨，令人瘦。生搗敷跌折，續筋骨乘熱貼。項強身急，以猪脂煎膏塗諸瘡熱腫加黃蠟黃丹瘍。爛。加亂髮煎。半塗。打撲傷。湯火傷。加蠟塗。驚癇。酒服○燒灰、治蛇骨刺傷。摻之。破傷風。猪脂和塗。經閉、胸脇痛。引陰中。恍惚悲驚。嗜食欲嘔。如有孕。名曰狐瘕。手足成形者殺人。未成形可治。和桂末酒服二三次當下。滑產。水下。長乳。酒下。○同石灰搗治刀傷。上三項俱用末毛小鼠佳。箭鏃入肉。取雄鼠肉焙末。酒下。即出

膽、治青盲目暗。和鯉膽點。卒聾。滴耳。老聾。同炮川烏細辛膽凡焙研。加麝吹之。口含茶。初則更聾。十日見效。○鼠暴殺乃有膽。破喉取之色紅者良。受驚則膽破難得。○鼠肖子。子氣通腎。竅于耳。注精于目。鼠目夜明。其精在膽。故治盲聾。而睛亦明。目骨能生齒。皆腎病也。

肝腦同搗塗針箭入喉膈隱處。

豭即牡鼠屎

一名兩頭尖。本子水之陰臟所傳化。甘微寒無毒。入脾胃膀胱。達陰氣以化陰邪。治夾陰傷寒。及傷寒勞復發熱。男子陰易腹痛。或莖腫尿秘。由女子傷寒初愈與交中毒也。同韭白連根煎服。得微汗即愈。陰腫更以女子近陰月經布燒灰調服。勞復同葱豉煎服。癆傷發熱。陰蝕陽蝕通經。炒研酒下。下胎。煮汁煎粥。乳癰初起。研酒下。吹乳。棗包燒存性。加射酒下。二便秘。塗臍。乳癰已成。同黃連大黃粥清和塗。瘺癧爛。研敷。疔腫。同亂髮燒針瘡納入。傷損瘀痛。燒末豬脂和敷。馬咬踏瘡。同馬鞘燒豬脂和。狗猫蛇咬。俱燒同糖塗。驚癇中風。入風劑中用。明目皆暢陰氣而精血自流通也。或以爲厥陰血分藥。

非　兩頭尖者爲雄鼠屎同葱豉煎又治兒疳腹大

竹鼲俗名䶉鼠　此鼠食竹根甘平無毒益肺胃氣化痰解毒

狐　肉甘溫補虛。起陰。暖中。去風解蠱毒。其首有毒宜去之。五臟、苦微寒有毒治蠱毒。寒。熱。驚癇。虛勞。瘴鬼瘧。陰干同阿魏醋糊丸嗅之　陰莖甘微寒小毒治女子絕產陰痒陰脫。小兒陰癩卵腫。炙爲末酒下　以其善縮入腹也。

豺狗　似狗、前矮後高、尾長體瘦、酸熱有毒。治疳痢。

腹中諸瘡。煮汁或燒灰酒服冷痺軟腳氣。熟以包患上。

木狗　生山中，如黑狗，能登木。除腳痺風濕，活血脉，暖腰膝。其皮爲衣褥，能運動血氣。

狠　穴居，如犬，銳頭尖喙，白頰駢脇，前高後廣。鹹熱，無毒。補五臟，厚腸胃，填骨髓，去冷積。

兎　肖于卯，屬木。穴生，屬陰。辛平，或曰甘寒。無毒。解肺胃大腸血熱，治嘔逆下血，濕痺，止渴，壓丹石毒。血、及腦，俱催生滑胎，神妙。以蒸餅染血，紙包陰干，研，乳香湯下。腦塗紙上，陰夾干。書生字于面上。臨時燒灰，煎丁香酒下。或陰干，同乳香研爲丸，風干，醋酒任下。血，又治心氣痛。和麪或和茶乳香末爲丸。白湯醋任下。須臘月取活兔用方應。八月天醫日亦可。以兔善走而神在腦髓與血也。

肝、性冷。瀉肝熱。明目。治目暗。以其得木氣至陰之精也。

屎、名明月沙。又名望月砂、解毒殺蟲。治目瞖。痘瘡入目生瞖。干爲末、茶下。或同雌雄梹榔、磨無根水服。勞瘵。同硇砂蜜丸。五更以甘草浸水下。疳痢痔瘡。炒研、酒下。又方煆存性日服。或研同雞肝爲丸穀精湯下。治目瞖。瞖厚加雞內金。

兔毫敗筆灰 沾墨已久。微寒無毒。故利水通淋。治陰腫。脫肛。水下。陰瘻。難產。酒下。加藕汁或金箔。尤滑胎。咽痛。心痛。飲下。

山獺陰莖　此物純陽。性淫。凡獸牝及婦人遇之。皆抱合難脫。故甘熱無毒。治陰痿精冷而淸。酒磨少許服。

水獺　食魚而知水信。水性靈明。甘鹹寒無毒。治熱毒風水虛脹。骨蒸熱勞。通血脉。營衛經絡。通二便。去毛連五藏頭骨炙研。水服　解人物時氣病。煮汁服　肝一月一葉。十二月十二葉。間有退葉。甘溫無毒。治冷勞。仲景有獺肝丸　蠱毒傳疰。一門悉患。火炙水服　勞瘵尸疰。尸疰。是五疰之一。使人寒熱。沉沉默默。不知所苦。無處不惡。積月累年。淹滯至死。死後復傳他人。以至滅門。陰干爲末水服。獺爪亦可代　產勞。燒灰酒服。治腸痔下血。小兒鬼疰。

及久嗽。魚骨哽。其殺蟲之性。與補魚不殊。以食魚之生氣悉聚于肝也　膽治目瞖黑花。入藥點。

膃肭臍。即海狗腎。　鹹入血軟堅。溫通行消散。故治血塊冷積。鬼氣尸疰。夢與鬼交。所到之處。水為之溫。故鹹溫入腎。補精煖腰膝。壯陽道。同陽起石萸肉鹿茸巴戟蓯蓉吐絲酒煎。合藥以川椒樟腦同收。則不壞。或同糯米酒麴釀酒服

駝

駝峯味極美。但能動風。其峯內之脂。火炙摩風去頑皮死肌。取甘溫熱氣透肉也。和粉煎餅。治痔和酥服。治周痹。塗惡瘡瘺爛。　頷毛灰。治痔赤白

帶。

狗寶　苦能下降。溫能開結。故治噎膈反胃。為末以靈仙湯加鹽調下。癰疽痔瘍不收。冷痰積結癲癇。鬱熱傷脾。氣血枯槁者忌。

敗鼓牛皮　氣平、無毒。治蠱毒。淋瀝。水酒任下。耳瘡、醋浸塗。或燒灰豬脂調塗。燒灰用。

毛氈　畜毛所作。燒灰、止血活血。治產後下血。崩漏赤白。酒下。墮損疼痛。成片鹽酒煮包之。牙疳鼻疳。燒枯同枯凡人中白燒過研搽。火灼瘡。

山羊　肉甘溫。治冷勞。山嵐瘧痢。赤白帶下。　心血鹹溫無毒。和傷散血。爲虛勞失血之神丹。治跌撲損傷骨折瘀痛。酒服分許取醉醒即續。不傷元氣而走散陰血。不可多服。久傷血凝氣滯者。須加行氣之味。產滇蜀諸山。善走好鬬。大如牛。苗人削竹鋒刺心血收干。價重等于牛黃。今人以宰取者僞充。則與羖羊血無異耳。

麂麖　麂肉甘平。以姜醋煮食。治五痔大效。其皮作韡韈。除濕痺脚氣。大者爲麖。不堪藥用。

靈貓（即香貓俗名）如狸、似金錢豹、自為牝牡、肉甘溫煖胃。其陰道連囊刳取、酒洒陰干、其氣如麝、功亦相似。

貓　肉甘酸溫無毒、以其食鼠、故作羹消鼠瘻結核、已潰未潰皆愈（瘻多鼠涎毒所致）。又補血、治癆痓。頭骨燒灰、甘溫、治驚瘕鼽喘、走馬牙疳、對口瘡、鬼疰、蠱毒、心腹痛、殺蟲、兒疳（俱酒服）。痘瘡黑陷（同入猪犬四頭骨用、或四屎亦佳）。瘰癧（同蝙蝠、黑豆、椒、參、或油搽、內服五香連翹湯）。小兒陰瘡、鼠咬（油搽）。瘡不收口（雞子黃煎油、和白蠟調敷）。腦陰干、眼酥炙（或燒）

毛煅。俱治瘰癧潰爛。牙解熱毒。治痘黑陷最良。同人、猪、犬四牙煅。蜜調下。以痘毒歸腎則黑。牙爲腎標。入腎發毒也。肝殺癆蟲。生晒研。每朔望五更酒下。皮毛燒灰治癧瘺諸瘡潰爛。及鼠咬。加射香塗。鬼舐頭瘡。膏和搽。尿以薑擦猫鼻尖。或生葱刺鼻取。治蜒蚰諸虫入耳。胎胞甘溫。炙或燒灰。治噎膈反胃。同朱砂。或同水射、牛黃、乙金各少許。津唾化服。屎臘月采泥包煅。治痘陷。癧爛。蟲疰。水服。齁哮。沙糖湯服。鬼舐頭禿。猪膏和塗。鼠咬蝎螫。塗之。鬼瘧無期。水服神效。黑者良。按猫體陽而用陰。善跳躍。夜視精明。睛隨時收放。生食物而能化陽也。故殺蟲辟、鬼疰。其睛腦更能明目。然鼻端常冷，惟夏至日煖。性畏寒。陰賊機竊陰之用也。故解毒。猫病以烏藥水灌則愈。食薄荷則醉。猫肉又治瘰癧楊梅惡瘡。且食之則蠱毒不能害。

貍

與猫同類異種。故功同于猫。其肉甘平。治皮肉如針刺。腸風痔瘺。入大棗枳殼甘草牙皂礶載穿一孔泥包煅至烟盡爲末鹽湯下。或作羹食。風冷下血。脫肛。煅同射香飲下。溫鬼毒氣。皮中如針刺。瘰癧。作羹。益中氣。去遊風。肝治鬼瘧。止發無時。熱猪血浸陰干。同虎狗頭骨灰。和醋糊丸。嗅之。又包指上。骨灰頭骨尤良甘溫。開陰中鬱結。攻堅。爲瘰癧腫痛。酒飲任下。及已潰。摻之。要藥。後人乃用猫代之。治一切遊風。尸鬼諸疰毒氣。皮中如針刺、或心腹走痛。噎膈。俱酒下。痔漏。和雄黃射香爲丸服。殺蟲。治疳。陰莖治疝氣經閉。燒灰調東流水服。腦睛最明目。

野猪　出深山。褐毛。如家猪。腹小。脚長。牙出口外。其肉有重二三百斤者。甘平無毒。補五臟。潤肌膚。治腸風便血。青蹄者勿食。膏最長乳。無乳人宜之。酒浸食。膽中黃。甘辛平無毒。止金瘡血。生肌。治鬼疰癲癇。小兒疳氣。客忤。天吊。陰干研。水下。外腎連皮存性。治崩帶。腸風下血。血痢。

狗獾。似小狗而肥。尖嘴矮足短尾。深毛、褐色。可爲裘。亦食瓜菓蟲蟻。甘酸平無毒。補中益氣。治小兒疳瘦。殺蟲蛇。

虎肉。酸平、無毒。治瘧疾。益氣力。止嘔吐惡心。辟邪魅。熱食傷齒。藥箭射處有毒、勿食。小兒未生齒、勿食。〇血、壯神強志。生肝、不見水。瓦煅。和平胃散一兩。白湯下。治反胃吐食。

熊肉。甘平無毒。補虛乏風痹。筋骨不仁。患寒熱積聚。癎疾者忌食。、脂殺癆蟲。掌、以酒醋水三者同煮易熟能益氣力禦風寒。其胆春在首夏在腹。秋在左足。冬在右足、羆大于熊。功用同。

猴 肉酸平無毒。治風勞。辟疫瘴。作脯治久瘧。釀酒尤佳。頭骨、煎浴、治小兒驚癎。鬼魅寒熱。皮、治馬疫。張欄中

鼠 肝中有白點如豆大者爲漏。或在頭上剖破必有蟲。切宜割棄。中毒死者勿食。脊骨、治齒折多年不生。研末日日揩之并治齒扁。取雄脊連尾一条煅同旱蓮草製香付碎補白

蒺各二錢藥豆三錢青鹽二錢半石燕煅三錢半研末擦之亦可固齒。

凡獸各有滋補。但多食每生痰火。宜節之。若獸自死者。死而口不閉。或首向北者。帶龍形者。五藏着草自動者。肉隨地不沾塵者。熱血不斷者。犬不食者。脯沾塵漏者。祭肉自動者。晒不燥者。煮不歛水者。落水中浮者。並有毒。能殺人。形異不識者。切宜禁食。

本草求原卷二十一

水部 古人煎藥必擇水誠以各有其性也如一井之水有地脈山泉者清冽近江湖者次之近海潮近溝渠則鹹污矣

井水明旦初汲曰井華出井未放曰無根得天一眞氣浮于水面性同雪水補陰解熱悶煩渴蜜和飲或以青布浸熨○春雨水得春升氣主發散升提○淫雨潦水未受地濕無根味薄去濕熱○露水花草上者潤肺止煩渴解暑白露降則處暑止瘧多由于暑故治瘧露藥一宿服也○臘雪水冬至后第三戊爲臘治時氣瘟疫熱狂中暑酒疸殺蟲解丹石毒抹

沸良。○長江急流水。潮退、下、趨。通二便。○潮長逆流水、性上、行。能涌吐痰飲。○黄虀水、酸苦、涌泄。能引痰飲宿食上吐。○流水以杓揚萬遍名百勞水、又名甘瀾水。水性鹹重。撈之則甘輕、不助腎邪而益脾胃。煎傷寒瘀熱勞傷等藥。取其激揚以除陳也。○千里水、及東流水、去邪穢。亦治陽盛陰虛目不瞑。○地漿水、掘牆陰地作坎置水攪澄用。能瀉陽、救陰。治泄痢冷熱熱毒腹痛。暑霍亂神昏。取道上熱土圍臍。令人尿臍中。以熱土大蒜等分。杵水澄灌之。○黄土更佳。螘蜞入腹。解一切魚肉菜菓菌藥毒。干霍亂者服之即安忌米瀉中砒石毒和鉛粉灌之。〇百沸湯、一名麻沸湯。輕浮散結熱。外感宜熱飲。助陽氣、通經絡、治風冷氣痺。煎藥并熱浸腳取汗。虛寒暴泄以深湯浸至腹上妙。〇陰陽水即生熟水。能分陰陽、治陰陽交爭霍亂吐瀉。干霍者入鹽飲之，即吐痰食而愈。忌米湯。〇酸漿水、糯米熟熱投冷水中五六日味酢生白花是，浸至敗則害人。收脫陽、止煩渴、通關節、開胃、治中暑亡汗、霍亂吐下。煎干姜屑呷之。傷食筋悶煮粥入少鷹屎食。利水。〇甑氣水、蒸糯米甑衣所滴者。掃爛瘡疳爛如神。〇磨刀水、鹹寒、利小便、潤腸、消熱腫、治肛門腫痛。服之。產腸干而不收。以之濕腸内服磁石末即上。〇浸藍水染布水同。布生陽氣、解熱毒、殺蟲、治誤吞水蛭、腹痛黃瘦、飲之即下。○米泔水、洗米第二次水。硬米者、清熱涼血止渴。糯米者、兼消鴨肉食、益氣、解毒、霍亂。○繅絲湯、愈妙。埋土久、止渴。○水甘寒、治暑毒陽毒、熱甚昏迷、置膻中良。解酒毒、治食冰成病、以之煎理中丸。○柏葉菖蒲上露、明目。○韭上露、去白癜風。○方諸水、即蚌水。向月取之、得至陰之精、明目止渴、塗湯火傷。○煮鹽初熟槽中黑汁、塗蝕䘌疥癬蟲咬、及毒蟲入肉、即化痰厥不省、灌之即吐、但瘡有血不可塗、人畜飲之則死。○猪槽中水、解蠱毒、飲之。蛇咬、浸之。

至古塚廢井澤中停水、雨山夾水、山巖水有翳、及諸水經宿面有五色、銅盤久貯水、花瓶水皆毒。煎藥固忌洗滌亦禁。

酒中、酒後飲冷水、冷茶。成癖手顫。飲水即睡成水癖。盛暑時病後、汗後忌洗冷水。冬月遠行、勿以熱水濯足。

增補

雨水甘淡而冷。無毒。烹茶妙。暴雨勿用。立春節雨。清升。脾氣下陷宜之。無子之人是日夫婦名飲一杯。

遲房卽孕資始發育之義也。○花下雨水、止渴。取美花初晴滴下之水。毒花勿用和花粉爲丸、遠行解渴妙。○立冬後十日。爲入液至小雪爲出液雨水、爲液水。製殺蟲消積等藥良。○端午午時、取水。製瘧痢瘡瘍等藥效大。○端午午時有雨、急伐竹竿中、必有瀝水。藏之、能清熱化痰、定驚安神。治心脾積聚、蠱病癆瘵。和獺肝爲丸○立秋日五更井花水。治瘧疾、飲之却百病。○寒露冬至小寒大寒四節、及臘日之水、浸造滋補痰火積聚殺虫藥、與雪水同功。○立春清明穀雨、貯井水造風濕補脾藥良。亦入留不壞。三節長流江水亦然。○山穴流泉重于他水。○煎之似鹽花起。○此眞乳穴液也。○開胃健脾潤顏。○功同鍾乳石。○釀酒益人。○山巖泉水甘平無毒。主霍亂煩悶轉筋。○山有美石美草木者良。○有黑土惡石毒草者勿用。○臟寒人亦忌。○凡激湍瀑涌之水。飲之。○令人頸疾。○鹽鹵水。卽斥滷苦地之水。可煮鹽者。○鹹苦大毒。治痰厥不省。○少少灌之。取吐而止。○瘭疥癬及牛馬蟲蝕。○毒蟲入肉。塗之。但毒與鹹灰所濾之覷水同。○詳土部。人與六畜飲一合卽死。止可點豆腐。○

煮四黄銲物。○沙河中水、令人瘖。流水有聲、令人瘦。

○炊湯水、經宿。洗面令人無顏色。洗身成癬。

本草求原卷二十二

火部

桑柴火利關節。拔毒。去風。止痛。化腐生肌。陰瘡瘰癧燃火吹滅日炙一切補藥緩煎煎膏宜之。但不可點艾傷肌。○煤火助腎陽。而有毒。惟北地屬水。足勝其氣。南人食之。多受其毒以蘆汁解之。其燒煤之旁置大釭水則毒從水解。○炭火宜煎百藥。煆鍊金石。○艾火灸百病。諸風冷疾。須取太陽眞火。否則眞麻油燈。或蠟燭火點上。若擊石之火。陰火也。無功。竹火傷筋損目。入硫黃末于艾

灸風冷尤良

○燈火焠小兒諸驚。及頭風腦痛。風痺緩急。以油能解風毒。火能通經絡也。○小兒初生冒寒欲絕勿斷臍急烘絮包之將胞衣于臍下往來燎之使煖氣入內○諸驚仰向後者焠兩眉顖門臍上下眼翻者焠臍上下不省者焠手足心心上下握拳口往上者焠頂攬腸痧痛肢心手心口出白沫者焠手足心口上下厥。身有紅點。亦宜焠於點上。但必用麻油燈良○燈花治小兒邪熱在心。夜啼乳調二三粒抹口○神針火治寒濕痺。附骨陰疽。一切筋骨隱痛。取火氣直達病所。五月五取東引桃枝削如雞子大長五六寸干之用時以綿紙三五層貼患處將木點麻油燒着吹火熱針之又法以乳香沒藥山甲硫黃雄黃草川烏桃樹皮各一錢射五分拌艾絨二兩紙包卷如指大點火吹滅隔紙數層針之尤妙。○馬矢熅、煨風痺藥。取其性緩。通行經絡也。○凡煎補藥宜文火緩煎、瀉藥、散藥宜武火急煎。

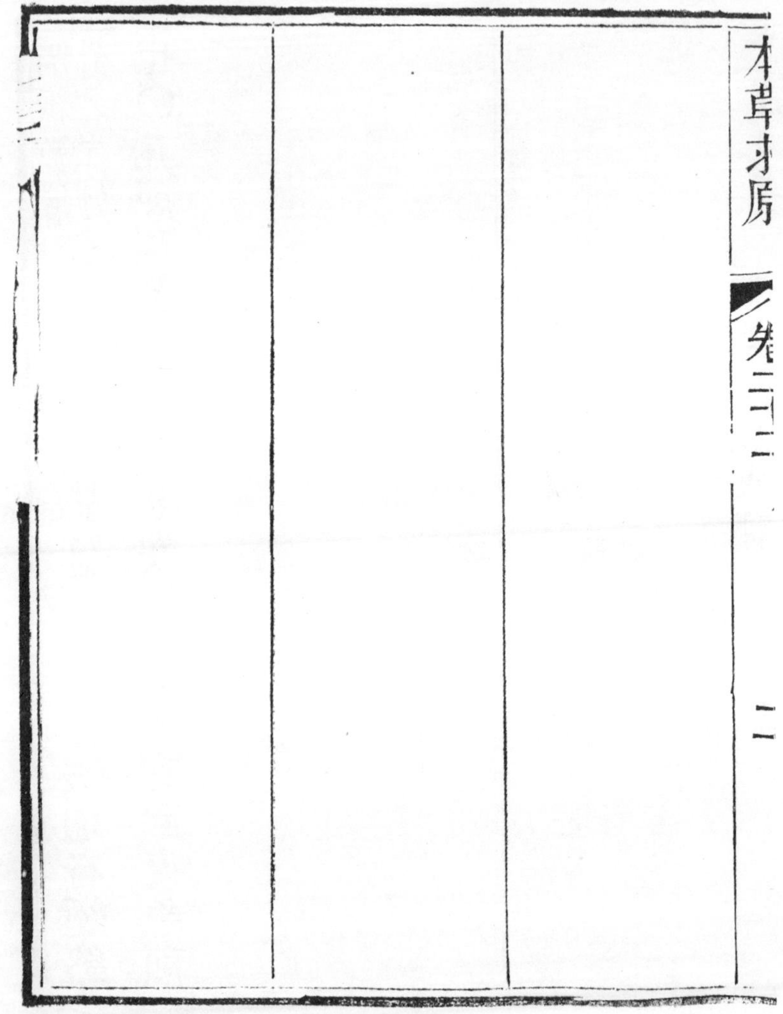

本草求原卷二十三

土部

黃土三尺下不黑者　甘平無毒。乃中央正色。益脾胃以勝水。治洩痢赤白。腹内熱毒絞痛下血。脾運則血化。解諸藥肉椒菌毒。毒見土則化也。筋脉拘縱。寒水所化之風俱煮水去渣飲。治蟲入腹攻痒黃瘦。濕酒攪尺殺蟲藥和飲取土以引之也。小兒喫土。黃連湯調下。驚風身黑。名烏沙驚刺破醋炒布包熨之。肉痔腫痛。取朝陽土同黃連皮硝猪胆爲丸。日入肌內。內服烏梅黃連二味。墜撲欲死。及杖瘡未破。蒸熱包熨。或同童便雞子清調頻塗。或燒地令熱以生姜磨熱地成漿。刮取塗之。仍刷兩胯。以防血攻陰。立愈。○畫地作王字。取其土塗蜈蚣咬。

東壁久土　甘溫無毒。得太陽初升少火生發之氣。南壁則壯火之氣衰補土勝濕。止洩利霍亂。下部瘡。脫肛。同皂莢末搽。用以炒藥。為脾胃引導也。調水飲。治嗜食泥土者。取土入蟲口而祛之下行也。又治痱子瘙痒。敷之立愈。癧破膿水不止。廚中壁土。同輕粉塗惡瘡。同大黃、無根水開搽背癰。烟熏壁土同黃柏姜汁搽亦拔濕毒之功。反胃用西壁土。亦收斂脾胃氣之意耳。

白善土　諸土皆補脾。而白土苦溫。兼入氣分。治帶下反胃。醋淬數次。同干姜多服。欬嗽。同白凡姜汁。水泄。久痢。止吐衄血。熱丹。同寒水石塗。其治寒熱積聚月閉癥瘕者，土之間氣能去間廁之積也。

赤土　甘溫，治湯火傷。研塗。牙疳䘌。同荆芥研擦。風疹瘙癢。溫酒調服。

糞坑底泥　大寒。治發背諸惡瘡。陰干。新水調敷。痛立止。疔腫。同蟬退全蝎等分。香油煎滚溫服。渣敷四圍。或以熱糞盛核桃殼內覆疔上。根即爛出。淬水飲止心痛。

蚯蚓泥　蚓，雨則先出。晴則先鳴。盾陰氣。陽其泥從寒水脫化而出。故甘寒，行濕清熱，治濕熱白痢。炒烟盡，沃汁澄清飲。熱瘴。同菖蒲、獨蒜、麵和丸，硃砂為衣，無根水下。丹毒。水和敷。反胃。經日三陽結，謂之隔。同木香、大黃末，無根水調下。尿秘。同朴硝，水調塗臍下。卵腫。薄荷汁，或甘草汁，輕粉塗。時行腮腫。柏葉汁開塗。臁爛瘡。同輕粉、油開搽。外腎生瘡。同菉豆粉，水研塗。下部楊梅結毒。韭地蚓泥、硫黃等分，研勻，另泥包煨，桐油開搽。一切熱毒瘡、蛇犬傷。鹽研敷。凡熱病譫狂，無燥結可攻者。涼水調服。吐血不止。石榴根下蚓泥，新汲水下。塗蜂毒。同片糖。

孩兒茶。即烏爹泥。茶所製，故清上膈熱，化痰生津，得泥中陰氣，故定痛生肌，塗金瘡及諸瘡，痔腫。同射、唾津開塗。

疳瘡。同胡連或珠氷輕粉摻搽。牙疳。同硼砂。苦能燥。濇能斂。故止血。收濕。治氣熱脫肛。同熊胆氷片搽。亦治痔。〇同薄荷細茶蜜丸。含化消痰。

出南番雲南。以細茶末入竹筒埋土久。擣汁熬成。塊小潤澤者上。大而枯者次之。

伏龍肝即釜月下赤土辛、布肺。微溫達肝。無毒。得火土相生。以化脾胃之陰。則濕化行而血亦化。與朮之燥不能治血者殊。故消濕腫。治卒嗽。同香豉。反胃。米飲調下。咳吐衄。蜜下。泄血。水下。血漏。同阿膠酒下。崩帶。脉微濇。同棕灰梁上塵炒烟盡。入水射酒或醋湯下。尿血。產後瘀痛。酒下。孕婦瘟熱胎動。水調服。并塗臍。催生。酒下。

并搽下胞。醋調塗臍。內服甘草湯。固精。補精血生化之原，非止濇也。化陰以和陽。陽則風化亦平，故治中風不語、手足不隨。水下。陽風。同烟壁土、水下。辛能散。堅。溫能和。血脉。故治陰冷腹腫。陰腫。丹毒。俱雞子白敷。熱癤。椒末和醋搽。臁爛。同黃柏、黃丹、赤石脂、輕粉油搽，忍痒數日愈。發背。酒塗。癰腫。蒜或醋或雞子黃塗。臍瘡。水塗。重舌。醋或牛蒡汁塗。杖瘡。油塗。灸瘡腫。煮汁淋。中惡魘。以灶有神故。夜啼。用炊飯者良，煮羹者味鹹勿用。研細水飛用。無濕勿用。

百草霜　由火而轉化水黑之色。得血化之原。水歸火而化。血。火歸水而血反其原。故治衄血。吹之咯血。生姜點含吐血同槐花茅根糯米齒血。摻之下血。同香付射飲下妙。崩血。同狗胆汁和歸酒下。漏血或胎死。同棕灰伏龍肝童便酒下。帶下。同金墨入猪肝內包煨酒送。臟毒下血。米飲調露一夜服。血痢。同金墨半夏巴豆。以黃蠟油化爲丸梂熱加川連甘草湯下。紅白痢姜湯下。膈噎。胎前產後諸病同白芷研。童便醋下。辛溫散結。消積。故治傷寒陽毒。黑奴丸同麻黃大黃以攻口解三焦結熱。口舌腫塞。决去血醋調敷。咽結塊。蜜丸新汲水下立效。發斑。瘧疾。方見鉛丹。白禿。和猪脂塗。灶額上煤烟也。質輕細。與梁上塵入上焦。釜底墨質累結。走中下焦。故黑奴丸三者並用。亦水火轉化之義也。釜底墨。又治筋轉入腹。酒下霍亂吐下。同百草霜攪滾水下矢血。有寒有熱。此二藥入溫劑。爲正治。入寒劑。爲從治。俱宜。但有瘀者不可遽用。宜佐化瘀之品。

梁上塵即烏龍尾輕浮。辛苦微寒。能散久積氣烟塵氣所結而成。故能以氣治氣病。主噎膈。治霍亂吐下。尿秘。俱水下。脫肛。同鼠屎燒烟熏。蛾喉。同枯凡皂莢鹽炒研吹點。牙痛。鹽炒研。嚏。胎動橫生逆產。俱酒下。妬乳。醋和塗。無名惡瘡。同蚯蚓泥蜜葱涎和塗。赤丹。猪脂和塗。老嗽。同冬花月經衣研水和塗茅上待下燒灰吸之。神效。止諸血。功同百草霜。燒令烟盡篩用。

松烟墨　燒灰、辛温止衄（以葱汁磨滴。又和雞子白服。）吐血。（生藕汁或萊服汁或鮮地黃汁磨服。世用柏葉汁甘蕉汁每有瘀積之患。）二便血。（同阿膠服。）卒淋。（水下。）赤白痢。（同姜炭醋和丸飲下。）崩漏墮胎血溢。（同乳香醋下。）催生下胞。（酒下。）癰腫。（醋和塗四圍。猪胆汁和塗中。）飛絲及塵物入目。（燈心點墨汁卷之。）血暈。（童便下。）止金瘡血生肌牛皮血癬。（同寒水石白凡花椒研猪脂搽。）取消牛皮及瓦窑上松烟別烟勿用。（按吐血宜急止準繩用血餘灰。以水煎阿膠。入童便藕汁薊汁生地汁和好墨服。又法用醋炒黑大黃梔炭香付等引血下行。轉逆為順。其法捷而穩。若用墨。恐非松烟致誤。）

石鹼　一名鹽滷　陰濕辛苦温微毒。潤下軟堅去濕熱結心痛。消瘀磨積。同查肉阿魏半夏皂莢水製醋和丸目翳。牙蟲。塡孔內。噎膈下見鉛不可過服同石灰、或加麥稈灰汁爛肌潰瘡去瘀腐黜瘰癧痣痔疣核神效。取蒿蓼之屬浸晒燒灰。以原水淋汁。每百斤入粉麵二三斤則凝淀如石發麯浣衣去垢多用之

諸土神后土、正月起申順行十二辰是。每月旦日取塗屋四角。及塞鼠穴。能逐鼠。○清明日戌上土、同狗毛塗房戶內孔蛇鼠諸蟲永不入○太陽土、按九宮看太陽在何宮取。治動土犯禁致病。煎湯飲。○道中熱土、治中暑死取溫以散熱也。○人

家行步高起土。名千步峯治便毒初起。生姜點醋磨塗之○鞋底泥、治不服水土。和水服。○塚上土、及古塚磚、辟瘟疫。五月一日取埋門外堦下。○燕巢土、治驚邪。作湯浴。黃水濕瘡、疥瘡、浸淫瘡。發心下能殺人。白禿風、蠱瘡、瘾疹。俱水塗或加射。丹毒、雞子白和敷。一切熱瘡。同黃柏油開搽。○細腰蜂巢土、催生。泡湯飲。治頭風腫毒疔腫、蜂蠆傷。醋塗。霍亂吐瀉。乳汁下。乳蛾。醋和，刷點攪喉中痰涎。鼻瘜。吹之。○蜣螂轉丸土。在地中如丸。大寒。治反胃時氣黃疸吐瀉。湯淋汁飲。頂上癭瘤。醋塗。并燒存性酒服。○鼠穴土、蒸熱熨風冷痺疼、塗疔腫。和童便。○蟻蚯土下死胎胞衣炒熱搨心下自出○松木上白蟻泥消惡瘡同黃丹炒黑油開塗○田螺泥水養取晒干用性涼治反胃酒下○猪槽垢土治難產和黑豆麵煮服丹毒赤黑頻塗○銷金銀鍋瓷器粉所作研末治偏墜疝氣酒下湯火瘡入輕粉敷鍋上黝爛肉○白瓷器止上下諸血行血白崩白丹赤黑丹猪脂塗湯火傷桐油塗去目翳加雄黃點穿瘡腫打碎埋灶內炭火上一夜用○香爐灰止跌打刀傷血生肌○煅鐵灶灰消堅積○社稷壇土塗門戶令盜賊不入境牧宰臨官宜用○富家中庭土七月丑日私取塗灶

令人富除日取富家田中土塗灶亦吉

陳醋罈泥苦酸平斂肝開胃鎮邪散風消濕利水○糞坑泥取尿常淋的炒淬水飲治心痛效

鍋臍灰　辛温無毒入肝補脾燥氣敷瘡敗毒

本草求原卷二十四

金部

金箔　金爲火。妻爲水。母。辛平無毒。專助肺。陰。使肺陰下降。入心。生血。入腎。生水。故鎮心神。堅骨髓。主腎骨　通利五臟。益陰之功。除邪氣。壯火傷肺氣謂之邪氣故消痺之金銀箔丸。喉咽生瘡之桃紅散。及肺損吐血。骨蒸勞極而小兒作渴皆用之。取其助肺降火。以益真氣也。驚傷。心虛則驚邪易入。又金能制木。平風。故治癲癇失志。魂魄飛揚。上氣欬嗽。皆肝經風熱之病。丸散。用箔。乃無重墜傷中之患。煎劑、用赤金葉煎水。則制肝平風。

降痰逆。若生金、爲陰己之氣、傷肌損骨。作鍼針疔瘡。納磨金屑于內。能拔疔根。故服生金一二分。即腸胃如裂而斃。金錠及首飾之類。又無味而有油膩。勿用。心氣血虛而無驚邪者。以補心爲主。非金所能定也。畏錫、水銀。遇鉛則碎。五金皆畏水銀。然誤服輕粉。口瘡齦爛。煮金頻含。及水銀入耳。能蝕人腦以金枕耳即出入肉筋攣。以金物熨之金白見効。金又能引毒外出。火燒金針針牙及掠眼又止牙風痛風眼爛弦

銀箔 功用與金同。但入氣分、不入血分。且性寒。解熱毒煩悶。磨水服。安胎。煮水入葱白米煮粥。或入苧根酒煎飲。治孕婦

腰痛。煎水飲 胎熱橫悶。漏血。同葱白阿膠糯米作粥。癰腫五石湯亦用之。生銀亦無毒故能試中毒而色變

自然銅 性稟堅剛。辛平散火。爲續筋接骨。行瘀止痛要藥。折傷必有瘀滯經絡。須審虛實。佐以養血補氣溫經之味。同乳沒䗪蟲五銖錢麻皮灰血竭作丸。煎歸地續斷牛七丹皮紅花湯下。骨不碎折不可用。即接骨後。亦宜速理氣活血。乃無燥烈散氣之患。昔有飼折翅雁。而復飛者故治折骨。出銅坑中。火煆。醋淬七次。非煆勿用細研甘草水飛用。煆之成青焰如硫黃者。鍮石之僞也。此則不畏煆。

赤銅屑 即打赤銅落下屑青白銅者不可用 苦平微毒。六畜有損。細

研酒灌。直入骨損處。六畜死後。取視其骨。猶有銲痕可驗。故亦接骨。同五倍染鬚髮。煅赤醋淬七次用。或以紅銅火煅水淬。亦自落下。水淘淨。用好酒炒見火星。研用。

銅青即銅綠 銅屬金。醋製而生綠。木色 酸平小毒。是從金而得木之精液。乃入肝而達肺之化氣。故治婦人血氣心痛。心主血以肝爲化原 合金瘡。止血。吐風痰。以醋蘸燃喉中。或辰日辰時。熬干。入射醋麵糊丸。薄荷酒下。治喉痺。同上 牙疳。同人中白火煅射香擦之 口鼻疳。同上。又同枯凡敷 楊梅瘡。同白凡醋酒調搽。臁瘡頑癬。入溶黃蠟中，隔紙貼之。爛弦風眼。姜汁調點，或蜜調塗。碗底艾熏干，搽爛處。明目。殺蟲。止胡臭。醋調塗腋下。所治皆風木之血、血臟之風病。

鉛即黑錫　本癸水之氣。極陰之精。甘寒入脾胃腎。質重鎮墜。得硫黃交感。陰藉陽以生。則引火歸元。治陰陽將離。上盛下虛。氣升不降。痰涎上湧。噎膈反胃嘔吐。眩暈煩躁。面赤。及下元虛冷。赤白帶下。眞正頭痛。陰陽俱飛越于上也。故養正丹、黑錫丹皆用之。得汞交感則鎮心安神。治精血枯竭。驚氣入心。故抱胆丸用之。先鎔鉛兩半。下水銀二兩。炒成砂。入朱砂乳香末各一兩。搥丸。井花水每下二錢。又搥成薄片。置酒中半月。結成白霜。取酒徐飲。最降陰火。固齒。明目。同桑條炭炒成灰。每早揩牙漱口洗目。烏鬚。製爲梳。以梳鬚。去蟲病嘈雜。先食猪肉一片。后以沙糖調鉛灰二三錢。五更服。水腫。同皂莢炙酒煮頻服。出輕粉毒。製鉛壺。盛酒十五斤。入土茯八兩。乳香三錢。煮飲至筋骨不痛止。解砒毒。磨水灌。硫毒。煎湯飲。金石藥毒。鎔化淬酒飲。得土中冲氣。故解諸毒。但性帶陰滯。多服恐損心胃。鉛爲五金祖。一變成鉛粉。入氣分。再變成黃丹。入血分。三變成陀僧。鎮墜下行。四變成白霜。專治上焦胸膈。功同而畧異、以鐵銚鎔化傾尾上去渣數次再鎔入硫或汞煅焰起以醋洒之候成黑灰研細用或單炒成灰和藥如煅不透則陰降太速令人頭痛又性入肉故絍耳孔卽穿　又與蓮葉同炒易成灰

鉛霜 卽白霜　用鉛合水銀十五分之一煉成錢片穿置醋甕中離醋二寸密封陰處候生霜刮用鉛爲水中之金能上交汞出于丹砂爲離中之坎能下交用醋以拔其精華甘酸大寒無毒淸心肺熱以墜肝風火治上焦熱痰利胸膈止煩渴 用煅寒水石牙硝雄

黄、枯凡、甘草、水片研，水下。中風驚悸。皆熱生風生痰也。同牛黄、朱砂、龍齒、胆草、竺黄、生地、遠志、茯神、犀角、人参、金箔、鐵粉，蜜丸，竹葉湯下。喉痺腫痛。同甘草、青代，醋為丸，含化。舌瘡牙痛。同銅綠、枯凡摻之。小兒驚熱。夜臥多驚。同牛黄、鉄粉研，竹瀝下。驚癎、喉閉牙緊。同蟾酥研。以烏梅肉點揩齦上。仍吹通關散。痔腫。同冰片，酒調塗，甚効。經閉煩熱。生地汁下，日三。止吐逆，解酒毒，皆取坎離之純陰，以治陽分之偏勝也。

鉛丹 即黄丹

合黄硝、鹽、礬錬成。硝苦温上騰。同硫黄化陰升陽。使陰隨陽升。鹽、凡同鉛下降。則陽隨陰降。故能升降陰陽。治伏暑霍亂。方見巴豆。温瘧。同青蒿，尿浸。寒多酒服熱多茶下二錢。諸瘧。同百草霜、或同常山蒜汁糊丸、茶酒分下。亦治痢。熱毒、當臍攣痛、中惡心腹脹痛。皆陰陽不得升降也。鹹寒走血分。除熱下氣、故治衄血。肺受火刑也吹之。吐咯血。新汲水下。驚癇癲疾。蓄熱所生。同白凡紙包磚夾之煅過、酒下。痔症下血。同白凡散陽收陰、煅綠凡理脾陰和肝血、伏龍肝化濕行血、蝟皮消痔。止赤白痢。同白凡棗肉飯爲丸、灯火燒過、飲下。或同川連糊丸。腹痛積痢、同定粉陀僧硫黃、輕粉交感以化積。妊娠下利。同烏雞卵黃、煨于米飲下。化久積、質重鎮逆、故治吐逆。醋煮干再煅紅、飯爲丸。醋下。反胃。同白凡煅。加亭脂飯爲丸飲下。收陰于亢陽中。墜痰鎮心去怯。殺蟲。治疳。仲景柴胡龍牡湯用之。取其入膽以祛痰積也。但內無積滯。服之則有傷胃奪食之患。

外治解熱拔毒。止痛去瘀長肉。故治惡瘡腫毒。膏藥必用。塗口瘡爛。蜜蒸搽。痔腫刀傷。俱同滑石搽摻。臁爛。茶洗後同輕粉枯凡松香塡之。外以酒栢末攤膏貼。血風臁瘡。椒葱湯洗。同黃蠟香油熬膏貼。目暴赤。蜜調貼太陽。目瞖。同白凡研點。或同海漂蜜蒸點。痘疹生瞖。同輕粉等分。左患吹右耳。右患吹左。湯火傷。

鉛一斤。鎔化醋點。待沸下硫。次下硝。再沸再下。共黃十兩。硝一兩。即成丹。令人以作鉛粉不盡者。用硝凡鹽炒成丹。須水漂去硝砂石。微火炒紫。去火毒。用伏砒制硫。用牙皂灰砂仁殼灰朴硝研。去風咽喉腫痛。吹搽。溫水灌漱。鯉魚膽汁調點眼生珠管。

鉛粉。又名胡粉錫粉定粉水粉官粉　鉛安醋瓶或槽缸或懸酒缸封化成粉。重變輕。黑變白。是水中金。變還金色。從至陰變化。以達血中之氣。時珍謂其入氣不入血。離血以言氣謬。又粉每斤入豆粉二兩。蛤粉四兩。故甘辛寒無毒。入脾肺腎。消積。脾陰傷所致。治無辜疳痢。下痢腹脹也。赤白痢。同雞子清炙焦。冷水下。驚癥。米淋汁温服。殺寸白蚘蟲。蜜服積久則化蟲。蟲或血心痛。葱汁為丸酒炒焦入肉食。下葱通氣也。鼻衄。炒黑醋下。齒衄。同射擦之。墜撲瘀血。搶心面青。氣短欲死。水和服。已上三方皆達血中氣之明証也接筋骨。同硼砂等分蘇木湯下。干濕癬。陰股濕。粉之黃水瘡同黃丹枯凡松香油搽。耳瘡。塗之疳瘡。猪脂和塗。止痛活血可代黃丹。同黃連入棗肉煅赤以羊肉煨食治休息痢效。墮胎○亦墜痰消脹。治食勞復。水服。又鉛合硫汞煅升爲靈砂。治陰竭陽升上盛下虛。陰陽離絕。取陽中之陰下行者。陰中之陽上行者。兩感相結。以交水火也。合汞硝凡煅升爲輕粉。俱詳石部。

蜜陀僧感銀鉛之氣而結。鉛本至陰下行。辛鹹小毒。從肺歸腎。治陰虛不能守陽。久痢則傷陰。虎黃醋茶下驚氣。（陰虛陽越。茶調下。）癇疾。（陰虛而陽不達。）反胃消渴。（陰不歸而陽逆。）吐、胸痰。（醋水煎干研。水酒下。）墜痰。止血。散腫。去狐臭。（油塗腋下。）口臭（醋調）漱。消積。殺蟲。治口瘡。（摻之。并醋調塗足心。）痔瘻。（同銅青射津塗。）多骨疽。（時出細骨。乃受胎未及月。父母交合。感其精氣而生。桐油調貼。）血風臁瘡。（油磨攤貼。）陰汗濕痒。（同蛇床敷。）鼻皶、赤皰、痘瘢、面黑氣、斑點。（俱乳調搽。）夜汗斑。（先以姜擦。再以姜點雄黃末同擦。）外敷、生研用內服。煅黃用亦可代鉛丹。古用銀坑中煉銀之灰池鉛腳。今因難得。乃用傾銅爐底有銅氣而無鉛氣。能爛物、止可外敷。不可內服。法用傾銀敗礶。同鉛研勻。置銀匠分金爐煅出鉛脚。再以鍋入滿灰。置鉛脚灰上煅之。則銀在灰上。鉛墜灰底。其底鉛即可代銀坑之陀僧。水磨服。解砒硫毒。合五棓染髮。同枯凡治汗斑狐臭。醋煅七次。桐油調圍背瘡。初起即消。

錫　以砒爲根。砒二百年成錫。甘寒。而毒。故新錫器盛酒久則殺人。宜舊錫雜鉛、藏藥。若飲酒昏迷欲絕。以錫器貯沸湯。蓋取氣水飲之即解。又解砒毒。磨水同飲。氣相感也。　砒能硬錫。巴豆草蔴生地姜汁制錫

古文錢　辛平小毒。調肺制肝。治目昏瞖。消瘀散腫

肝熱也。姜汁或鹽同點。腎虛勿用。橫產。五淋。水煮飲。下血。帶下。酒煮飲。心氣痛。便毒初起。俱用胡桃嚼碎食。時氣欲死。水煮入射飲。跌撲刀傷。取其走下。陰分以散凝滯氣血也。火燒醋淬用。同胡桃嚼卽碎

鐵粉　煉鋼鐵所飛者。鹹平無毒。鎮心化。痰。抑肝邪。堅骨髓。治驚癎發熱。水調下。急驚涎潮。同硃砂薄荷湯下傷寒陽毒狂走。同胆草研磨刀水下。風熱脫肛。同白斂敷按入。

生鐵　辛寒微毒。煮水飲。鎮心。散骨節脇外瘀血。加酒服。消丹毒。洗虎傷。脫肛。蒜磨生油調塗瘡疥

鍼砂　作鍼家磨鑢細末也。須眞鋼砂方可。人多以熟鐵砂飛粉僞充。功同鐵粉。平肝消積。治脾虛黃腫。濕熱傷脾也。同燒干漆二錢。香付三錢。平胃散五錢。蒸餅爲丸。湯酒任下。水腫尿少。同猪苓生地龍研。入甘遂末葱涎調敷臍厚一寸。泄瀉無度。諸藥不効。上方去甘遂。虛寒滑利。同玉桂枯凡。凉水調塗臍上下。干則潤之。項下氣癭。入水缸中浸取水常飲食。十日一換沙。半年自消散。是功去濕熱。能使水化。又使水止。故丹溪小溫中丸用之。方見準繩脹滿門以治黃腫脹滿。脾虛不運。不可下者。鐵銚內煆紅。醋淬。置陰處半月結塊。生黃化盡鐵性用。

鐵落飲　辛平無毒。制肝去熱。鎮怯。治驚邪癲癇。善怒發狂。（肝胆鬱火所發）取其性沉下氣也。賊風痙病。（炒熱投酒中飲。借酒以行皮膚也。）風熱在皮膚。癮瘡痂疥。辛平入肺。肺主皮毛也。　燒鐵赤沸砧上爆下之屑。鐵銚煅紅。醋沃七次。煮水飲。　按鐵屬金。制肝固矣。然古方用爲治水腫要藥。（取鉄落針砂醋煮半日。去鉄炒用醋和蒸餅爲丸。姜湯下）卽脾虛而脹者。亦多用鉄漿鉄粉之類。或謂制肝使不尅土脾自運也。不知鹵石受太陽之氣。百餘年而成磁石。二百年孕而成鐵。性平寒而專稟太陽之燥。氣。故能入陰以降。陽。又能燥陰以化。濕。但服之須斷鹽。以鐵忌鹽。而鹽潤腫也。且過服亦令人凜凜惡寒。以其專削陽氣也。煎飲。煎醋入丸。則不留滯臟腑也。

鐵精　此鉄之精華。陰沉之性。得火鍊而輕浮上升。平而微溫。能鎮攝虛火。治驚悸風癇。定心。破胃脘積血作痛。明目。脫肛。陰腫。之敷陰脫同羊脂布包熱熨疔腫。同輕粉射、醋糊敷之中蠱腹痛。面青黃淋露。雞肝和丸。食前酒下。但純陰。鎮攝太過。多食大傷胃陽。　出鍛灶中。紫色輕如塵者佳。或曰卽砧上如塵飛起者。　又鋼鍛作薄葉。磨光。鹽洒浸醋中生衣刮取。名鐵華粉。浸水日久生黃膏者、名鐵漿。皆取其金氣平木墜下解毒也。然必用鐵之精純爲鋼者方可。古人猶慮其留滯。故或用汁或用華用漿。取氣取精而不取質。以其消腎陰竭肝胃之陽也。用者愼之。

鐵鏽　辛苦寒、墜熱開結。平肝。治風瘙癮疹水塗惡瘡疥癬。油塗拔疔根。皆肝風熱也。針刺。同蟾酥射填入。重舌口瘡水調含。此舊鐵赤衣也。露天入土者佳。刮磨用。　產後陰挺不收。同氷片研水敷。蜈蚣咬。和蒜塗。

鐵秤錘　辛温無毒燒紅淬水治喉腫。先嚼菖蒲淬醋治咽痛。咽生息肉。舌腫。飲之淬米泔熏洗陰癬頑瘡。後敷殺虫凉血藥。　草木藥多忌鉄而補腎藥尤忌。肝竭則盜腎氣

本草求原卷二十五

石部

丹砂即朱砂 色赤、入心。內含眞汞。氣微寒、入腎。味甘無毒、入脾。結塊如金、入肺。稟氣于甲、語本青霞子。入肝。是得金降木升。以使水騰火中。火範水外。而又藉土以爲升降之媒也。主身體五臟百病。備五行形色氣味。凡身體五藏百病、皆可用而無所忌也。養精神。經曰、出入廢則神機化滅。必水精上而火精下。兩者相搏、乃能化神。心腎交。則精神交養。安魂魄。肝藏魄隨神往來者也。肺藏魄并精出入者也。精神交養。魂魄自安。益氣。水火合則氣生。甘又補脾氣。明目。金能鑒、火能燭。水能照也。殺精魅邪惡鬼。具純陽之正色。陽能勝陰。正能勝邪也。久服通神明不老。研細。酒沃如泥。藏之燥則再沃。每斤盡酒三斗。晒三百日。飯為丸。平旦吞三丸。半年諸病失。水火升降。陰陽和合也。秘精。糯米酒煮茯苓陰干。四兩。乳香水糊丸。朱砂為衣。新汲水下。茯苓本陽以吸陰。丹砂本陰以充陽也。解小兒初生胎毒痘毒。同甘草生地蜜調吮之。驚熱夜啼。同牛黃研。犀角磨水下。急驚。同珠珀犀竺牛黃金箔滑石。心氣不足癲癇狂亂。同灯心入猪心內紮煮。同茯神等分酒糊丸。麥冬湯或乳香人參湯下。此補心神而心氣自充也。心虛遺精。入猪心煮食。心痛。同枯凡滚水下。諸般吐血。同蛤粉。或同蚯蚓金箔為丸。冷酒下。安胎。和雞子白頓服。胎死即出。末死即安。下死胎。水煮為末。酒下。立出。去目瞖。成塊擦目。目生努肉。

同川貝點。益心氣。同龍骨遠志等。養心血。同丹參歸身等。補腎。同杞地等。益脾。同川椒厚朴等。祛風。同南星川烏全蝎等。治離魂。離魂者自覺本形作兩人。并行并臥也。以參苓煎濃湯調下。生研水飛用。切勿經火。經火烹鍊則毒能殺人。離中有坎。經火鍊則陽枯而陰亡。惟養正丹同鉛汞硫黃煉之。以汞善走而火毒不至蘊發也。性純陰。納浮游之火。以安神明。陽弱人服之。反損神。辰産明如箭鏃者良。惡磁石。研細以磁石吸之則鐵氣去。畏鹹水。忌諸血。中其毒者。以羊血童便金汁等解之。

水銀一名汞　從丹砂煅鍊而出。為火中之水。辛寒有毒。能導心肺熱毒下行。沈陰歸下、利水。墜胸上熱痰。水歸腎則嘔吐反胃、清水不止。此下陰虛而熱迫于上。宜養正丹加玉桂。米湯姜汁下。借硫黃戀鉛以導陽歸下。　殺蟲鎮心。治瘡疥蟣蝨。癧癬。同胡粉傳。白癜。拭之　誤吞金銀銅錫。吞之卽解。墮胎絕孕。至陰之性能消陽。故靈砂丹、取硫黃以製之。養正丹、兼取伏火丹砂以制鉛。乃得交通水火之妙。入耳、能蝕人腦。令人百節攣縮。以金銀着耳邊卽出。頭瘡勿用。恐入經絡。筋骨拘攣。　畏磁石砒霜。得鉛則凝。得硫則結。併棗肉人唾研則碎。散失在地者。以花椒茶末收之。

靈砂（即二氣砂）硫戀鉛。爲陰中陽。汞出丹砂。見火即出。爲陽中之動。陰陽固動。陰亦動。二者合煉則交動交應。使水騰火中。火歸水中。以治虛陽上逆。痰涎壅盛。頭眩吐逆。（冷水下）喘不得卧。痞不得寐。（皆陰陽不得升降也）霍亂。（姜湯下）反胃。（同蚌粉炒赤。入丁香胡椒。姜汁煮半夏。末爲丸。姜湯下。）心腹冷痛。（同靈脂糊丸。菖蒲姜湯下。）小兒驚吐。及因驚脈虛而九竅出血。（參棗湯下。）爲鎮神魂。墜虛火之靈丹。然性毒下墜。不可久服。凡胃虛嘔吐。傷暑霍亂。心肺熱鬱勿用。法以硫二兩鎔化。投汞半斤急炒。餘起噴醋。待不見星。研細固濟升之。若加黑鉛朱砂炒成則為養正丹。功亦同。 按銀朱亦硫汞合造。但銀朱用赤硫。即土硫石亭脂而多于汞。靈砂用舶黃而汞多三倍。是陰虛而盛陽于上。用陰以墜陽而少用陽為從治以和之也。即陰陽兩虛亦宜硫砂半之而後虛陽不致愈僭也。同枯凡蓮肉藕節龍骨遠志糯米糊丸。治虛憊赤白濁。滴地成霜。

輕粉又名膩粉汞粉水銀粉　水銀陰毒入肉。合礬石燥水傷

骨。又加鹽與燄硝之苦温升煉而化爲辛燥毒物。

雖通二便。生麻油下。消水腫。鋪烏雞子白上蒸熟加炒葶藶蒸餅爲丸。車前湯下。

刼痰涎積。同大黃牽牛加入十棗湯。名三花神佑散。但性烈走竅不可

輕用。惟外治瘰癧疥癬酒皶風瘡陰痔諸瘡用之。

取其拔毒散熱殺蟲之効。今人治楊梅毒用之。癘

瘋。醉仙丹通天再造散用之。欲其駈諸藥入陽明。

開逐惡風濕熱痰毒蟲積從牙齦出。上下牙齦屬陽明胃大腸。

但用之不當。毒入經絡筋骨。血液耗亡。變爲筋攣

骨痛等症。宜打大黑鉛壺盛酒。入土茯八兩。乳香三錢。封固。重湯煮。任飲。則小便自有粉出。服至筋骨不痛乃止。陳醬亦制其毒。

銀硃 水銀同土硫（即石亭脂）升煉而成。辛溫有毒。殺蟲治瘡。其功同于輕粉。皆以毒攻毒耳。同蟹殼燒則臭蟲絕迹。同棗肉薰瘡疥頓枯。浸醋梳頭則蝨死。其毒可知。

雄黃 千年則化爲金。稟金氣而味辛、入肺胃。苦溫微毒、入心肝。色赤、得陽氣之正。散百節大風。（金燏木則風平。**中風舌強**。同荊芥穗末。豆淋酒下。**破傷風**。同白芷末、酒下。**偏頭風**。同細辛左吹右。右痛吹左。**解陰毒**。陽能化陰。**暑濕熱毒**。陽又能召陰以歸。**蠱毒**。同白凡蠟爲丸。水下。**辟鬼魅邪氣**。正氣勝邪也。吹鼻。身帶及酒下。**治驚癇**。同朱砂和猪心血。虀水下。**痞塊**。同白凡麵調貼之。**脇癖**。同巴豆、麵丸。漿水下。**酒癖**。**久吐**。同上方、加蝎稍爲丸。將干。入麵炒香、試之能浮水、即收之。酒下二粒。**髮癥嗜油**。此髮入胃。血包之而化蟲也。水調下。**痰涎頭痛**。方同酒癖。**燥濕殺蟲解毒**。**故治痔漏**。同蜈蚣猪甲牛角腮猬皮象牙黃蠟白凡。**惡瘡疥癬**。**疔腫**。同蟾酥。蜜葱敷。**䘌牙痛**。棗肉和塞。**牙疳**。入棗內燒化摻之。**膿耳**。同硫黃吹。**中指**。**天蛇疔**。入猪胆內套之。**暑濕瘧痢**。竹筒盛蒸研末。蒸餅爲丸。甘草湯下。**去死**

肌。濕傷脾故。陰腫。同白凡甘草煮浸。皮膚如有蟲行作聲。同雷丸末入猪肉上炙食。解諸蛇虺毒。嵐瘴勞蟲。痘疔。同紫草研刺破胭脂調搽。風痒。同松香蜜丸飲下。喉風痺。新汲水下。又化瘀血爲水故治金瘡内漏。摻之。仍以童便調下。杖瘡腫痛。同陀僧水調敷。中藥箭毒。敷之。又消瘧母。神曲糊丸酒頓下。治風犬傷。同射香酒下。陰痘漫腫。入雞子内蒸食。白禿。猪胆汁調搽。鼻準赤色。同硫黃水粉乳汁調敷。接筋骨。同胆凡白凡丹砂磁石入礶内燒三日夜。其烟上着。掃取點瘡、則惡肉枯骨頓出。所治皆屬戾氣。病于血臟之肝。與陰滯不化耳。故研入棗肉內紮定。與鉛同煮一日。去鉛爲丸。黑鉛湯下。治陰結便血。赤似雞冠。明亮不臭。重三五兩者良。醋浸。入萊菔汁煮干。研細水飛用。生山陰、純黃明亮不臭者。爲雌黃。功亦同。若雜青黑。或色純而臭者。名熏黃。世人以醋亂去臭。僞充但色必不亮。只堪熏瘡疥。殺蟲虱。

石膏 微寒。入膀胱。清火。甘辛。入肺胃。解肌無毒。甘又緩脾。能從陰透陽。使膀胱水氣上達肺胃。而鬱熱由皮毛。肺主。肌肉。脾主。以外泄。兼解三焦氣分之熱。三焦爲元氣別使。根至陰而徹至陽。寒苦入血分。甘寒則入氣分。辛寒質重。能布陰于上。又能降陽于下。佐以麻黃豉葱白內外兩解。治中風寒熱。驚喘。風爲陽邪。在太陽則惡寒發熱。有汗不躁。令無汗。似忌石膏。但煩躁而喘。爲風寒鬱熱。邪火上冲。故大青龍用之。佐麻桂杏仁以散寒化熱。飲水多者。同麻杏甘以散水外出。口干舌焦。目痛鼻干。大渴自汗。不得臥。邪入陽明則發熱惡熱或微惡寒。但熱刼胃津。必煩渴。熱盛逼陰于外。必自汗。又見已上諸症。方可用白虎。石膏與知甘并用。若熱雖壯。而無煩渴。知不在陽明。勿用。若喘而汗出下利者。太明合病。宜葛根芩連湯。大熱無汗惡風者。太陽將入陽明也。葛根湯。心下氣逆欲嘔。少氣不得息。此傷寒解後。裏氣虛。津液未復。邪火上冲。故竹葉石膏湯同參冬米甘以養肺胃之液。竹葉半夏以止嘔腹中堅痛。熱結腹滿不能轉側。未至大便結閉。仍宜白虎。若誤下則肢厥陰亡。除邪鬼。熱盛神昏。譫語生驚。有似邪鬼。但自大汗。仍宜白虎。通乳。陽明脉從缺盆下乳。熱鬱則乳閉。摻金瘡爛。熱壅肌肉則腫爛。斑痧疹。亦肺胃熱病。白虎加竹葉麥冬。甚則加芩連柏。咳嗽更加赤檉木川貝花粉。若虛火外逼。微紅而稀少。宜小建中湯。中暑自汗。白虎加參。暑瘧。竹葉石膏湯加參。骨蒸勞熱久嗽。是外邪傳入于骨不能泄越。脉必長。必有汗。為末。水調下。以身涼為度。風熱狂躁。同甘草竺黃氷片糯米糊丸。痰熱喘嗽。同甘草研。參姜湯下。食積痰火。醋和丸。水下。一切風熱。同竹葉煎水。煮粥入沙糖服。丹毒。水和塗。牙痛。上齦屬胃。下齦屬大腸脉絡所貫。熱痛同鹽擦之。兼風。加防風荊芥白芷北辛。筋骨痛。同飛麪水和煅。酒下取汗。頭痛。額前連目痛。屬陽明。同葱茶煎。但質重味淡。少用無功。其止渴生津在膏。故名[1]石膏。若煅之成灰。則本性失矣。研細、甘草水飛。用醋爲丸。瀉痰火食積。糖拌炒。則不傷胃、入煎劑須先煮。雞子爲使。忌巴豆鐵。　胃弱血虛勿用。血分熱亦不宜。亦名寒水石。生山中。作層瑩白鬆軟易碎者良。微青有肌理。擊之橫解。微硬爲理石。破積聚。去三蟲。塗石癰。醋煅同白斂鹿角以針針破敷之。

一種寒水石。又名凝水石。乃鹽精入土年久結成。精瑩有稜。入水卽化。辛鹹寒。治時氣熱盛。口渴水腫。二者皆大寒去熱。而不能解肌。按凡身大熱。脉洪大。服苦寒不應者。宜加石膏。大便軟或泄者。加桔梗。石羔善去脉數。若熱退而脉數不退者不治。暑必傷心包而傳于三焦。故治暑。產後血虛寒熱忌之。

滑石　甘、益脾胃。寒、入膀胱。瀉熱。淡、滲濕。白、入肺。滑、利九竅。能上發腠理。肺主皮毛通肺胃之氣。下達膀胱。以清散濕熱。主身熱。水瀉。乳難。癃閉。石淋。利小便。滑胎。中暑。積熱。嘔吐。煩渴。濕熱去。渴自止。若燥熱尿多而渴。宜滋潤。誤服則益甚。女勞黃疸。日晡發熱惡寒。小腹急。大便溏黑。額黑。同石膏研。大麥汁服。尿利即愈。當汗不汗。而鼻衄黑血。宜和營衞。俟血衄急以此飯爲丸水下。轉脬。忍尿而成。研葱湯下。子淋。水和塗臍。伏暑吐瀉、或瘧。同硫黃麵糊丸姜湯下。或同丁藿香研。米湯下。痘瘡狂亂。循衣摸床、益元散加硃砂水片射香灯心湯下。風毒熱瘡。遍身出黃水。爲末敷。陰汗。同石膏枯凡摻。趾縫爛。方同上。杖瘡腫痛。同赤石脂大黃茶湯洗淨貼之。熱毒怪病。目赤鼻脹、犬喘渾身出斑毛髮如鐵。此熱毒結于下焦。同白凡各一兩。水煎飲。水腫腳氣熱痢。六一散加紅麯治赤痢。加于姜治白痢。金瘡出血。諸瘡腫毒。逐凝血。益精氣。津液通而經脈舒。則肺脾之氣益暢。濕熱去而水化。行則精氣亦布。故同甘草硃砂。名益元散。能安魂魄。壯筋骨。溫水同蜜調下。實熱新水下。時氣葱豉湯下。催生香油漿水下。通乳猪肉麵湯下。難產由于風熱內結。皴滯不舒者。皆宜用之。惟元氣下陷。小便清利。及精滑與陰虛內熱。致小便赤澁。雖作瀉勿用。

經言益精。謂邪熱去。精自復耳。無濕者不得混施。白而軟潤者良。水飛用。治痢以丹皮同煮。過走泄太過。故和以甘草。

赤石脂 氣平入肺胃。燥濕。味甘益氣。健脾。主黃疸。濕在皮膚。洩痢腸澼膿血。濕在腸胃。陰蝕赤白帶濁。濕注前陰。痔瀉。為末飲調。脾滑小便精出。皆濕亂所致。同干姜胡椒醋丸。米飲下。冷痢所下白凍如魚腦。去胡椒取姜。米佐之。益虛以溫固也。脫肛。同伏龍肝白凡敷之。痰飲吐水。濕冷在胃。為末。酒下至一斤佳。心痛徹背。此寒。水凌心而痛也。同干姜川椒付子川烏蜜丸。經水過多。同故紙研飲下。尿不禁。同牡蠣鹽糊丸鹽湯下。瘻疽瘡痔頭瘍疥瘻。皆濕鬱而成熱毒耳。久服補髓益氣。濕去則氣暢而津生。且此是石中所凝之脂。性粘固濟爐鼎甚良。正如骨之有髓。故能益精。化髓。髓盈而氣盛。此五色石脂。所同。今人唯用、赤白二脂。赤者入心行血。濕滯則血凝。取其凝脂辛燥之氣以化凝滯。是同氣相求也。養心氣。血滯則氣亦渙散。止崩漏。能化卽能收。滑胎下胞。血氣壅滯。則胞衣不出。時解乃謂其酸澁。唯久痢滑腸及去血過多無力迸下而難產。乃用之。東垣遂謂濇可下胎。取重以鎮之之義。殊屬強解。豈心痛之烏頭丸。行痺之應痛丸。癇症之犀角丸。消中之天冬丸。皆用之。其亦以收濇為功乎。殊不知其能收。皆本于能化。且質重直達下焦。故為瀉痢要藥。白者歛肺氣。厚腸。金匱風引湯用之。取其杜虛風復入之路也。而燥濕利水止崩、痢之功則一。惟赤入血分。白入氣分。各隨其色而用之。細膩粘舌者良。研粉。水飛用。惡芫花。畏大黃。白石脂末熬溫撲臍出汁出血良。黃青黑石脂各補本臟。

爐甘石 得金氣而結。味甘。入陽明胃經。燥溼。勝溼。氣溫。入肝。散風熱。治目赤腫。煅尿淬。同風化消水化。點翳膜。同黃連煮。煅入海蛸硃砂硼砂氷片研點。又同青凡朴消煎洗昏花。童尿淬。同醋淬代赭石水飛。黃丹煉淨。蜜和點流淚爛弦。以童便黃連煮煅入石膏海蛸氷射研。或加朴硝水淬。再入陀僧研。先以椒湯洗點之。止血。為目疾要藥。又生肌。治耳脬出汁。同白凡胭脂射吹之。齒疎。同寒水石擦。漏瘡。童便製。同牡蠣塗。內服滋補藥下疳陰瘡。醋煅同兒茶研、麻油調搽。陰濕痒，同蚌粉撲。產金銀坑中，金銀之苗也。狀如羊腦，鬆似石脂，能點赤銅為黃。煅紅，尿或醋等淬七次，研粉，水飛，用飛過，丸如彈子，多攢孔，燒赤，淬于黃連汁內，數次，更去爛，治陰濕腫。

無名異　甘補血生肌，寒涼血，活血，平，收濕。主金瘡跌折內傷腫痛。酒下。即血散痛止。接骨。同甜瓜子各一兩，乳沒各一錢，酒下三五錢。以黃米粥塗紙，入牡蠣包之，夾住。柢杖，臨杖預服，則不甚痛傷。赤瘤丹毒，葱汁調塗。痔漏，醋煅塗。拳毛倒睫，紙卷作撚，點灯吹滅，熏之自起。脚氣痛楚。牛皮膠調塗。一切癰疽腫毒。醋磨塗。　生川廣小黑石子也一包數百枚。

石鍾乳　石本精悍。生于陽洞。得陽氣透化而爲乳。爲陰中之陽。大壯元氣。起陰強陽。安五臟。通百節。利九竅。主風虛腰脚無力。精滑。製粉以袋盛之煮酒飲或煎牛乳飲或同吐絲石斛吳萸蜜丸酒下　又瑩白空明。味辛重鎮。痿肺納氣。治肺寒氣逆喘咳痰清。和蠟爲丸。水下。又同雄黃佛冬花焚之以筒吸烟入喉　損吐血。糯米湯調下。　又溫達肝。甘益胃。主大腸冷滑。同玉蔻棗肉爲丸。飲下。　乳汁不通。氣血衰。脉濇不行也。同通草研。米飲下。　補髓通聲、皆甘溫助陽色白利竅之力也。但藉以恣慾多服。不免淋渴癰疽之患。石為土中金。金之液。則肺歸腎而益精。故安藏陰中。空故通竅。形下垂。故下氣。石汁如乳故通乳。益肺中之精。故亦明目。出洞穴中。石液結成。下垂如冰柱。中通。輕薄如鵝翎管者良。若生陰洞。質實色晦者有毒殺人。以甘草紫背天葵同煮三日夜。或以藿香甘松零零香沉檀香水煮三日。再以甘草地榆天葵煮三日。研細水飛。用煮煉不熟。服之令人淋。其所煮之水。服之損喉傷肺。

令人頭痛下利。豬肉可解。火煆則大毒。水煮是以水濟火之義。蛇床爲使，惡丹皮，畏石英，忌羊血、葱、蒜，至于參、朮則千金方多并用，取相反激之以建功也。孔公孽卽鍾乳之牀，其利竅通乳功同鍾乳。殷孽，盤結如薑，卽孔公孽之根，又爲瘡疽瘻痔癥瘕，溫散結氣，去傷爛瘀血之用。

石灰

烈火之餘，辛溫有毒，故除陰邪濕毒。治瘍疽瘀肉。同蕎麥草灰淋汁煎濃刺破點。疣痣瘤贅。以桑灰淋汁煎膏，或插糯米于濕灰中，經宿如水精，俱刺點之。惡腫。同半夏敷。痰核。同白菓肉搗蜜和貼。痄腮。醋調敷。

蟲疥。淋汁洗。丹毒。同靛青醋塗。風疹醋漿和塗杖瘡。麻油調敷。螻蛄咬、醋塗。蚯蚓咬○毒如大風、眉鬚皆落。水浸塗。人落水死○布包塞肛門引水出痰厥氣絕○心頭尚溫、千年石灰煎滾去水。入水再煎數滾。澄清灌。中風口喎○醋炒、左塗右、右塗左。風牙痛○同細辛搽。髮落瘙痒○肺勞熱也。水拌炒焦。酒浸常飲烏鬚髮。同鉛粉醋調搽。眉落瘜肉○古墓石灰。棺內的尤良。生肌長肉○散血定痛止金瘡血○摻之。瘡深不宜速合。少佐滑石。風蟲牙痛○蜜和泥包煆。擦。又和沙糖塞之。偏墜氣痛○同五倍梔子醋麵調敷。白帶白淫○同茯苓糊丸。飲下。酒積久血痢○泥包煆。醋糊丸。姜湯下。蟲痔○同炮川烏燒飯為丸。水下。瘻瘡○頑瘡膿水淋漓○瘡口不合○敷之。湯火傷油調搽舊船油之石灰。名水龍骨。治刀撲血出。止。諸瘡。血血風臁爛。煅過。入輕粉。以苦茶洗淨敷。陳石灰亦可。下體癬。同牛屎燒烟熏。俱不可着水。否則爛肉。五月五、採葛葉、白芍生地、蒼耳葉、青蒿葉。及涼血各草。和石灰搗丸。晒干。最止血生肌。或以船灰和雞子白晒干。或入灰于冬月牛胆內風干。尤勝。一人腳肚生瘡成漏。以石灰溫泡薰洗。覺痒。知爲蟮漏。洗數次即愈。洗陰挺。及産後玉門不閉。亦妙。

煤炭即烏金石石墨辛溫有毒。主經閉。巴豆霜爲丸。以之爲衣。瘀血內痛。同寒水石煅。酒淬研飲下。敷刀傷諸瘡出血。中其毒者昏迷，冷水可解。

海石 即浮石 水沫所結。色白，虛輕。入肺。鹹，潤下，軟堅。寒，降火，入肺腎。以清散結聚之氣。以浮聚治結聚，同氣相求也。治欬嗽，水或蜜調下。沙石諸淋，甘梢湯調下。疝氣囊腫，同香付研，木通、茯苓、麥冬湯下。此正水腑邪氣之結。頭枕後痰核，正者為腦核，側者為瘰癧。煅，同輕粉焙，牛尿油搽。耳膿，同沒藥、射吹。疳瘡，醋淬，同銀花研。水下。在上食後，在下食前服。消積塊老痰，瘤癭結核，疔腫惡瘡，同沒藥醋糊丸，冷酒下。止渴，煮汁。或同青代、花粉，或加射、蛤粉、鯽魚胆汁為丸，水下。去瞖，解獸毒，敷瘡瘻，最捷。沈香屬木，反沈；海石屬水，反浮。肝實肺虛之義也。以其相反之結氣，治邪氣偶結之阻逆。

多服損氣血。

禹餘糧　石內黃粉。氣寒屬水。味甘屬土。水土合德。能使水流土止。以除濕熱。如禹平水土之能故名。故治寒熱。脾胃濕滯之病。赤白痢。濕熱在大腸合赤石脂煎服。赤白帶。濕熱注前陰醋淬同干姜研。崩漏。同赤石脂牡蠣海螵蛸伏龍肝桂研酒下。冷泄。醋煅同烏頭醋糊丸水下。少腹產腸氣痛。為末飲下。產後煩躁。甘草湯下。癘瘋頑痺。濕毒所成。每二斤。入白凡青鹽各一斤。罐封煅一日。每一兩合九蒸晒炒胡麻三兩。荊芥茶下。滅瘢。○痕。同半夏雞子黃敷。催生。下焦之濕除。則不阻胎。又甘補中重鎮降。○氣。故治大腸咳嗽。欬則遺矢。煩滿。寒濕熱則止煩降逆則除滿。○欬嗽方同冷泄血閉癥瘕。濕熱滯則瘀積大熱。濕熱在胃大腸則甚骨節痛痔漏。久服耐寒暑。固大腸。水濕去則土氣。運。而血液自固。陰中之邪。除。即陰氣受益故煩熱痛結可。治。而產後煩躁可。除。是即赤石脂益精髓之義。以除邪而全地道之生化。也。世人乃謂其收濇。豈血閉癥瘕。小腹痛結。脹滿。亦濇劑可治乎。生山谷者爲太一餘糧。生池澤無砂者爲禹餘糧。功同而禹糧勝。研細。水飛用。

磁石即慈石生山陽。受太陽之氣。二百年成鐵。爲鐵之母。辛鹹寒無毒。性可吸鐵。能引肺金之氣。歸腎。以益精。墜炎上之火。以定志。治周痺風濕骨節酸痛腰背脚弱腎氣虛不能周於營衛則濕內着而肝之虛風亦動。同白石英水浸于露地。日取水煮粥食　耳聾研末。水浸去赤汁。綿包同猪腰鹽豉煮食。又同炒山甲末綿包塞之。口含生鐵。若偏聾則塞病耳。以鐵入不病耳中。瞳神散大及內障同硃砂神曲糊丸。蓋磁石鎮腎則神水不外移。硃砂養心血則邪火不上侵。神曲消化五穀。則精易成。重以鎮之。則散大疾收。腎虛外翳者合姜活勝濕湯加減。陽瘻研酒遺下。驚癇鍊水飲益精鎮怯之功　子宮疼痛不收酒浸煅。米糊丸。滑石湯下。次早又同鐵粉歸身末。米飲下。兩相間服　脫肛醋煅。飲下。并麵糊調貼顖門。敷刀傷止血止痛　金瘡腸出酒煎鐵精潤腸以滑石同研飲服　誤吞針鐵取小粒鑽孔線穿吞拽之　丁腫。醋和敷　癰腫鼠瘻同銀花黃丹香油熬膏貼腎氣充則關節通也一法布鐵于患處。外用磁石熨吸之除煩袪熱。藏氣謂其微温不寒。亦以其兼益腎氣耳。治怔忡。消腫核。鹹軟堅。石性多悍毒。惟此益精無毒。火煅醋淬水飛。或醋煮三日夜用。但堅頑難化。不若酒煮。俟酒有石味。以之拌藥。久拌入晒。爲佳色黑。能吸重鐵者良。惡丹皮。柴胡爲使。

代赭石　山上有赭。其下有鐵。是金氣所化。而味辛。且苦。入心。寒入腎。色又在赤黑之間。能使水升火中火降。水中互藏其宅。更令金火合德。以暢營達衛。故治賊風。金平木　鬼疰蠱毒精物惡鬼。腹中毒邪

氣水火升降。則天地位。吐衄崩漏下血胎動皆心血熱
正氣充而邪自退。
也。生地汁調下　慢驚怯則氣浮。平風鎮怯。驚急驚
心清則血調
煎金湯下二三次。其脚有赤心熱移于
斑。即驚氣出矣。斑不出不治。小腸疝氣小腸。水下
眼赤腫同石膏水調貼太
陽穴及眼頭尾喉痺腫煮汁
飲。丹毒同青
代滑
石荆芥。研。蜜
調下。并敷之瘡癧同皮膠。酒
服。并敷陰痿精滑遺尿夜多
皆交通水火。陰
陽得養之功難產金瘡長肉血脉熱除
則肉長。哮呷不
臥醋調
下噫氣膈噎仲景治傷寒汗吐下後。心下痞
鞕。噫氣不除。以旋覆代赭湯是
陰寒走胃。上併心肺。而肺脾失其升降。故重用姜
棗宣脾氣。參甘安胃氣。半夏降胃。旋覆鹹降肺氣
以滌痰。赭石交通水火肺腎以鎮心氣爲佐。則陰
寧于下。陽達于上。而中上二焦皆和也。今人賴之

以鎮納諸氣而重用之。大失經旨。劉潛江曰：心肺合而氣盛，氣盛而血生。此屬氣分藥，故養氣丹用之治真陽不固，氣不升降而喘促，并治血海冷痺，皆因氣以及血也。時珍以爲血分藥，非。

石綠 即綠青。爲銅之祖，能平木。平。善吐風痰眩悶。同冰片調姜汁及酒下。及風濕痰迷。一兩，烏付尖、付子尖、蝎梢七个，糊丸，薄荷汁酒下。痰涎從口角流出，不嘔而功速。急驚昏迷。同輕粉、薄荷汁酒下。上下疳、頭耳瘡。甘草水洗。同白芷敷。胡臭。同輕粉、醋塗腋下。

石青 即畫家佛頭青。甘平。走肝胃。化積聚頑痰。水飛，糊丸，溫水下。目痛，明目。折跌癰腫金瘡。皆肝血積病。癲癇，肝虛易驚，多痰者宜。

胆礬即石胆 酸濇性寒。斂陰下。降。味辛。宜陽上。行。治陰不守。陽。致相火上。冲。化風生痰之。病。主喉風痺。不惡寒者，同炒殭蚕吹。若惡寒鬱熱之痺，則非相火，宜溫散，不宜酸寒矣。時珍未分。蠱脹水腫。俱醋煮，配君臣藥，取其入肝胆以制脾鬼也。明目。目痛。燒研，泡湯洗。金瘡。諸痙癇。陰蝕。石淋。崩下。皆風木病。吐風痰眩暈。醋湯下。欬逆上氣。痔瘻。蜜調敷。齒痛及落。人乳和擦。止痛復生。牙疳。入棗內包燒，加射塗摻。鼻疳爛。同上方。鼻瘜瘡腫。不破，同雀屎點。赤白癜風。生研，同牡蠣粉醋擦。口舌瘡。煅擦，去涎水愈。蠱毒胸痛。茶清泡服即吐。風犬咬。敷之妙。甲疽。燒至烟盡敷之。楊梅瘡。同乳沒醋調擦。胃脘蟲痛。茶清調下能殺蟲。百蟲入耳。醋和灌。乳蛾牙蟲。皆酸寒滌濕熱。而風淫自熄也。生銅坑中。乃銅之精液。磨鐵作銅色。塗銅鐵上。燒之紅者眞。鴨嘴色爲上。畏桂芫花。辛夷。白微。

砒石出信州、又名信石苦辛、大熱毒。生者名砒黃。色白。有黃暈者名金脚砒。最良。紅者最劣。不堪入藥冷水磨、服。解痰。纏癖積。積痢。同黃丹、蠟溶和丸。飲下。截瘧。每一錢同綠豆一兩。無根水丸。冷水下。加黃丹爲衣。○秘方、製砒、黃丹各一錢。雄精分半。方梗雞蘇二錢半。辰砂一錢。藥黑豆仁兩半。滾水侯冷爲丸。冷水下十餘粒。血氣心痛。倍茶末。白湯下。吐瘀血立愈。瘰癧。濃墨爲丸。針破貼之。殺牙疳蟲。銅綠等分。攤帋上貼。鍊過者、名砒霜。尤毒烈。燥痰。治瘧痰在胸膈、可作吐藥。中風痰壅四肢不收。以豆大研。新汲水下。再投熱水即吐。除哮。入香櫞內。以烏雞包之。泥固煅炭。研每分半飲下。哮喘一方。每砒一錢。入枯凡三錢。江西淡豆豉一兩。蒸搗丸。冷茶下七九。丸遇陰雨即發者神效。治狂癡。勝金丹用之甚驗。用殺蟲蚤虱。下胎。去腐。拔瘺管。枯痔。同天靈蓋用。以天靈透骨去垢生肌也。毒能殺人。須醋煮。與綠豆仁、或黑豆仁、或茶芽、同用。以殺其毒。或以三者煮水久浸。再以豆腐蒸過更妙。服之吐下後大渴。

宜飲綠豆水。中其毒者、生羊血冷水解之。若犯火酒、不救。又法每砒二兩寒水石三兩各研用鐵銚先鋪石末。炙鋪砒在上。又以石末蓋之。如升丹法。刮下。用以外治則不痛。砒見火愈毒。煅好仍以甘草硝石蒜水浸用。頭瘡及瘡出血。仍忌。恐其毒入筋骨也。究不若生用浸制爲良。蓋生砒水磨扱濕去痰。兼解熱毒也。按水磨解熱毒。言可殺其毒耳。非此熱毒之物。可治熱毒也

礜石。類砒熱毒。亦相近。砒帶黃暈。礜全白。但能破積去冷濕風痺瘙癢。不能開痰散結。令人每以充砒治瘧無功。且須泥包煅一日夕方可用。與砒宜

生用者異。此石生于山無雪。入水不凍者真。故攻冷積最良。惡羊血

空青　與綠青皆產益州始興涼州等銅坑中。大塊中空。內有青綠珠。即真。若初出穴則中空有水。久則于如珠矣。今人必以中空有水為真者謬。甘酸大寒無毒。益肝氣。胆汁。通血脈。利竅中空故。養精神。為明目之神品。胆汁充則明。去黑瞖。同枯凡點膚瞖。每二錢。入甦仁一兩。水片三錢。研點。一切雀目目赤青盲內外瞖障。風痛。俱用胡連各二錢半。日未出時勿語采槐芽。入竹筒內。掛天月德方。候干。用錢半。共研加水片。卧吽漱口。吹鼻內。如無以石青代之。曾青功用

亦同兼止目淚。

礞石 鹹、軟堅。辛、入肺散結。甘平、入陽明胃大腸。燥濕化痰。色青入肝。能使金媾于木。令風平而氣下。爲鎮驚墜痰消積之聖藥。凡木強尅土。脾胃不運。致積滯生痰。或食濕熱結積。化痰壅塞中上二焦。變生風驚等病。宜此重墜以降之。每合焰硝分等煆至金色。硝性疎快。能利濕熱痰積從大便出。治小兒驚風痰涎壅塞喘急。每用數分。急驚熱痰薄荷汁蜜下。慢驚脾虛者加雪糕木香蜜下。頑痰食積。同凡水煮南星。皂角水浸半夏。姜汁炒片芩。枳實水炒赤茯。蘿蔔同硝煮。煮取水入牛胆風干。以姜汁煮神曲糊丸。名青礞石丸。白湯下。熱盛者，加酒大黄百藥煎沈香。名加味滚痰丸脾胃畧虚者合六君子以竹瀝姜汁拌晒。以瀝姜爲丸能泄痰而不損胃。一切冷積致瀉致痢癖塊心腹痛。同赤石脂水爲丸。鍋内煅紅收之，瘀滯崩漏加三棱巴豆。水下。陰虛火炎成痰及脾胃虛寒者忌。堅細青黑中有白點。同硝煅如金色。水飛用。無金者，不入藥。

花蕊石即花乳石 酸斂。陰辛平。達陽。散結。産硫黄山中。無毒故兼溫使肝升肺降。化瘀血爲水。以止血。治刀箭外傷。甚而破肚，煅摻即血止。急則刮摻亦合，仍不作膿。打撲内損血入臟腑。産婦惡血冲心。昏暈不省。或犬咬膈上有血。

俱童便酒下。下死胎胞衣瘀去則胎胞無阻。目瞖同芎防菊蒡甘白附研。茶下。脚縫出水同黃丹摻偶感寒涼血泣、上逆、吐血升斗先化瘀、後大補氣。若陰虛火炎、氣虛不攝、以致血溢中無瘀滯胸痛止宜滋陰補氣。之症、勿用。應用亦須多服童便

出陝華者、色黃中有淡白點。出代州者、有五色。

○每五兩入硫黃二兩、同煅。寒、不甚。而內服者、獨煅。水飛用。

麥飯石　山溪大小石中、內有狀如飯團、中有粒點如米如豆。其色黃白、甘、溫、無毒。塗癰疽、發背、未成

即消。潤大即斂。已潰排膿。腐爛即合。每四兩合鹿角灰二兩。生白斂二兩。共研。投滚醋煮稠。塗瘡四圍。留頂出毒。已潰則攤貼　打碎。火煆。醋淬十次。研細。則痛不細水飛用　粗黄如鵞卵石及舊麵磨近齒處石。亦可代。

溪澗小白石小如指者。黑色勿用。　治食魚鱠成瘕。脹滿痛悶。燒赤投水中七次。熱飲即利出瘕。洗背上忽腫如盤。燒熱投水中頻洗。風瘙瘾疹。燒淬加鹽以胡葱汁、或地榆根、煮之。即軟。可作爲糧。

河白沙　得水土之氣。治石淋。炒熱淋酒飲。發斑疹。止絞腸沙痛。（炒赤淬水服。）風濕頑痺不仁。筋骨攣縮。（夏月晒熱伏坐於其中。取汗。冷即易之。）溺死。（炒覆面上下。露七孔。冷濕即易。）

石燕　甘涼。利竅行濕熱。治淋。利水。（煮水飲。或同桑白煎服。）血淋。（加赤小豆紅花。研。葱白湯下。）目翳。（磨水點。）倒睫。（磨點後黃連水洗。）消渴頻瀉。腸風痔瘻。赤白濁帶。（磨汁飲。或爲末飲下。）兒嗽吐乳。（蜜調下。）齒疎牙痛。（同鹽射擦。）火煅醋淬研細水飛用。出祁陽江灘上。似蚪而小。難產。兩手各把一枚立下。

石蟹　鹹寒無毒。水沫所結。能磨翳積。治靑盲目翳。漆瘡。天行熱疾。熱瘀血暈。解一切藥毒金石毒。催生喉痺腫痛。熱水磨服并點瘡疽。醋磨敷。　出南海形如蟹。

研細水飛用

陽起石　味鹹入腎。氣溫無毒。達肝所產之山。雪不能到。形輕鬆若狼牙。是陽氣上行動而不詘也。故補命門陽氣黑錫丹用陰痿精乏。莖冷精滑泄瀉陰汗同鍾乳付子酒煮麵糊丸崩漏。陽不攝陰子宮虛冷。血結癥瘕陰邪內畜腹痛無子。腰膝冷痺。水腫。喉痺纏喉風腫。煅同伏龍肝。新汲水調搽。此龍火上沖。宜熱藥從治也。　出齊州。色白瑩潤。雲頭雨脚者良。但陽起山久奉官監。眞者難得。今取別產色白。揉之如綿者用。堅脆者無功。火煆醋淬。研細水飛用。或以樟腦酒升煉取粉。桑螵爲使。惡澤瀉。畏吐絲。忌羊肉。

白石英　石皆土之精氣所結。今透出精氣光澈稜削而爲英。色白甘溫。則溫補肝脾。能引水中生陽上交于肺。透達肌湊。故治消渴。陰隨陽升也。故謂其潤燥。欬逆上氣。木火之氣不能與上氣相接。胸膈久寒。風濕冷痺。腎虛耳聾。陰痿。肺癰吐膿。肺腎交補。邪火下降。肺痿。虛者宜之。熱者勿用。黃疸。俱同磁石煆。以絹包浸酒飲。益精神。止驚悸。化痰。同朱砂研食。後金銀湯下。

利水實大腸。消石水堅腫。杵碎浸酒中以馬屎糠火熬半日飲但石性剽悍。雖兼潤燥。不可久服。惟杵碎袋盛。煎取水。煮牛肉猪肉羊肉等食。則無害。一袋可煮廿度煮牛乳酒食。更治虛勞皮燥。陰痿腳弱煩疼。風引湯只合碎如米粒不欲其渣入胃也。白英兼理上焦。紫英、治衝任血海、功多在下。按千金五石丸。以鍾乳紫白石英赤石脂溫藏氣。加石膏入胃以解諸石之悍也。俱火煅水飛用。則無留中蘊熱之慮也。

紫石英　紫為赤黑之間色。紫而甘溫無毒。是水火合和以生氣生血而補肝脾之不足治心腹痛寒熱邪氣結氣。心腹脾之部位肝邪乘之則病欬逆上氣氣出心肺入肝腎脾居中而轉運脾虛肝乘不能下轉而上冲宜溫散邪甘和中重以鎮逆女子血海虛寒不孕。風寒入于衝任子宮則肝血不藏脾血不統往往無孕溫可以散子宮之風寒甘可以益肝脾之血補心氣。定驚悸安魂魄。水火交會之功。碎如米粒煎水煮粥食風熱驚癇瘛瘲。同白石英石膏寒水石干姜大黃龍牡甘草滑石水煎食後呷之名風引湯是寒熱互用而藉之以交水火也除胃中久寒。散癰腫生姜醋煎敷蝕膿。同白微艾葉川芎鹿膠香付治子宮虛寒無子。赤白濁泄瀉。明澈五稜。火煅醋淬研細水飛用。二英俱畏附子。惡

黄連過食致寒熱者飲酒可解

珊瑚　甘平無毒去目瞖飛絲宿血點之吹鼻止鼻衄○研細水飛用

瑪瑙　辛寒無毒去目瞖熨赤爛辟惡

雲母　甘平無毒鎮火下降益肺脾下氣堅肌續絕止牝瘧同蜀漆龍骨漿水下久痢淋帶俱水調下或煮粥遍身風疹水下一切惡瘡刀傷同黃丹熬膏和以昇丹貼之絕妙入火不焦入土不腐宜折碎用芒硝水浸二十日以皮袋盛揉之成粉用或云取粉和蜜埋地中化水能治百

病然石質非氣血之物。豈足爲養生延年之用哉

本草求原卷二十六

鹵石

食鹽　鹹寒、走腎。走血。勝熱。涼血。甘利脾胃（腎爲胃關。鹹合甘以利其關。則胃氣行。脾氣乃化。）辛、走肺。（煎鹽用皂角。收故辛。）能使水氣上滋心肺。肺陰入心以生血。（心苦虛。以鹹補之。故補心補腎藥多用鹽炒。）治心熱多笑。（炒赤煎飲）腸胃熱結。心腹堅脹。胸有痰飲。霍亂。尸疰。（腹脹急。心或塊起。或牽腰脊是。）中蠱、吐下血。（血如肝是。）鬼擊、中惡。（心痛或連腰臍是。以上俱炒鹽淬水飲。中惡淬酒。中蠱淬醋。使過鹹收引涎水惡物聚于膈上而吐之。故收豆腐用之。亦收水之義耳。）傷食。（方同上。并擦牙。溫水漱下。）陰蝕天行脇脹。陰痛下痢肛痛。俱炒熱熨患處。脫陽。炒熨臍下。轉筋入腹。二便閉。撮口。俱塡臍。加艾灸便閉更炒過。吹入二陰。妊娠心痛。炒赤酒下。氣淋。醋下。漏精白濁。煅過同淮山茯苓棗肉蜜丸。甘濟鹹脾腎兩得也。水瀉大渴。同芳茶炒焦去鹽煎飲。血痢。紙包燒研。粥調。破傷血不止。炒焦酒下。明目去瞖。生研點。堅齒去風熱牙痛。槐枝煎濃入鹽煮干。炒研。日揩之。喉中生肉。帝鐘下垂。俱煅點。風耳痛鳴。蒸熱枕之。目淚出。點之。酒皶赤鼻。擦之。口鼻疳爛。同白麵研吹。身如蟲行。風熱也。水煎浴。瘡癬痛痒。嚼擦。手足心風氣毒腫。同椒末醋調敷。蚯蚓蜈蚣咬。煎水浸。蜂螫蛇傷。嚼擦。虱出怪病。臥則渾身虱出痛痒難忍。漸至血肉俱壞。舌尖出血。身齒俱黑。脣動鼻開。醋煎多飲即愈。解狼毒毒。煎汁飲。藥箭毒、貼瘡上灸之。溺死、垂頭仰臥。用擦臍中。潰瘤作痒、摩其四圍。一切腳氣。同槐白皮蒸。布包踏之。并擦。逆產、用以摩婦腹。并塗兒足底。急抓之。喘逆。鹹降下氣。但多食則傷肺喜欬。一切風痛。炒熨。食暴雨潦水腹脹。鹽湯探吐。皆解毒殺蟲之功。水腫忌食。以其走腎助水邪之逆滿也。多食則泣血。故好食鹹人多黑。積聚結核用之。鹹耎堅也。二賢散、以鹽煮陳皮甘草為末。有塊加姜黃。氣滯加香附。氣虛加沉香。亦陽得陰化乃行也。吐霍亂關格諸症。亦陰陽合化也。

青鹽即戎鹽有赤黑二色　出西戎涯涘之陰。不假煎鍊而成。是寒水孕于金氣。其除心腹痛癥結積聚。明目堅齒骨。功同食盐。一皆鹹寒解熱軟堅之力。至其治目中瘀血。昏澁、溺血、吐血。齒舌出血。小便不禁。通膀胱。利水。同苓朮煎乃其所獨。故食鹽止用于寒涼劑中。而青盐則兼用于温腎之隊。以其能引肺陽歸陰。使陰爲陽守也。治上盛下虛之沈香磁石丸。氣虛精脫之水中金丹皆用之古方荔核散治疝氣陰核腫大痛不可忍。同食盐荔核炭大小茴沈木香川楝研。酒下。及牢牙明目。同食盐以川椒汁炒干。揩牙洗目。俱二盐并用可知鹹走腎走血之義未盡也。又治痔痛瘡。同白凡入猪脬內陰干水下。温水洗去塵土晒干用。

凝水石即鹽精石亦名寒水石盐精滲入土中得陰凝之氣。積久而成。精瑩如水精有稜。入水即化。辛鹹大寒。治心腎實熱之上藥。凡腹中積聚。鹹軟堅身熱。皮中如火燒時。氣胃熱牙疼。明目。轉脬尿秘。同滑石葵子為末煮服。丹毒。同白土研醋調塗。牙齦出血。同朱砂甘草。口渴水腫。皆有餘之熱也。陰虛脾虛者忌之。唐宋諸方寒水石。是石膏。不得混用。如無眞者以戎盐元精石代之。皆鹹寒。降泄之用也。生姜汁煮干研用。

元精石 亦鹽液入土而成。形如龜甲。六角。青（入肝）白（入肺）辛鹹而寒。是陰極生陽。水盛木芽之機。以至陰含陽。能使陽隨陰歸于腎。故來復丹治上實下虛。用硫黃補下。硝石散上。而入此以歸陽。為一陽來復之義。正陽丹治傷寒陰毒壯熱。亦同意耳。至目生赤脉。（同甘草研，竹葉湯下。）內外瞖障。目赤。（同石决、蕤仁、黃連、羊肝為丸，茶下。）目赤澁痛。（同黃栢研點。）重舌。（同牛黃、朱砂、射研，針刺去血涎點之。）木舌喉瘡。用之。亦治熱而兼引陽下歸也。若冷熱霍亂。（同半夏、硫

黃麪糊丸米飲下　風冷風熱並用。則陰陽分利。陽歸而風自熄也。但眞者少。多是絳石僞充

朴硝 卽皮硝　生于鹵地。刮取煎化。以萊菔汁煮鍊。在底而白者爲朴硝。黃者傷人。赤者殺人。在上生鋒芒者爲芒硝。在上生六稜者爲馬牙硝。再三以萊菔汁煮去鹹味。置風日中去盡水氣。輕白如粉。爲甜硝。爲風化硝。諸硝見水則消。皆辛能潤燥。鹹能軟堅。苦寒泄熱。皆能消化諸物。故名硝。但朴硝尚雜沙土。本體未化。牛馬諸皮須之治熟。故又名皮硝。止可施

于鹵莽積實之人，及傳塗之方，湯散服餌必須芒硝。或以瓷瓶盛芒硝懸風中，待滲出瓶外，刮取爲風化硝。

芒硝鹹苦大寒。熱淫于內，治以鹹寒。無毒。鹹走血，血者陰氣也。走陰分，化陽毒，蕩滌三焦腸胃實熱，推陳致新。邪去則正復。凡熱邪結於陰分，積聚固結，癥瘕留血，停痰。痰血皆陰氣鬱結耳。譫狂驚癇，剛痓骨蒸熱病，水調下。痞塊同獨蒜大黃搗貼患處。過飽痞膈，吳萸煎汁調下。二便閉脹，泡湯多飲取吐。尿秘，茴香酒調下。淋閉、黃疸、疫痢、胃爛發斑、風疹丹毒，漆瘡作痒，俱水煮塗拭。豌豆毒瘡，猪胆汁和塗。灸瘡痂落後

肉成飛蝶痛楚。此血肉熱極。同大黃末水調下**膈熱積滯**同蜜入新竹筒內。飯上蒸濾去涬。臥時含咽**下死胎難產**童便調下○妊婦應下之症同大黃引入大腹。軟堅瀉熱亦不墮胎**通經。消腫毒排膿。下瘰癧。代指腫痛**。煎湯浸之

附紫雪治傷寒溫瘧。一切積熱狂叫瘴疫毒卒死。脚氣尸疰鬼魅蠱毒。發黃腹痛。驚癇黃金十兩石膏寒水石滑石磁石礞石各三兩煮取水。入犀羚角青木香沉香各五錢。元參升麻各一兩。炒甘草八錢。丁香一錢再煮去渣入芒硝一兩。硝石兩半。煎成膏傾出。入射錢二朱砂三錢用。或加甘遂。治熱痰固結

碧雪治一切積熱天行時疾昏狂。或咽喉腫塞。口舌瘡心煩。二便閉。芒硝牙硝消石石膏飛寒水石飛各一斤。先煎甘草一斤取水煎成膏。入青代一斤取用。為末含化。或吹之。

馬牙硝、鹹寒而甘。功同芒硝。然六稜以合陰數。得水氣上蒸而成。又治赤眼腫痛。同豆腐蒸汁點退瞖明目。泡湯十兩。厚紙濾過。瓦器熬乾。入黃丹一兩。射五厘。篩細。加冰片。日點止淚齒痛皂莢湯鎔化。傾石上成霜。擦之食盤齦腫敷之喉痺腫痛每一錢加朱砂一分。含咽。氣塞加甘草吹之重舌、口瘡、鵞口擦之

風化硝甘寒不泄。治上焦風熱。心肺痰熱。驚熱。解暑。去瞼赤腫、人乳和塗目赤。同黃連煎點頭面暴熱腫痛。硝石得水中之天氣。故遇火能焰。溫而能升。芒硝得地水之精。不得天氣。故遇火不焰。專于寒降。

元明粉　芒牙硝同萊菔汁甘草煎。入礶火煅。去其

鹹寒。陰中有陽，用代芒硝，去心胃腸熱痰熱，腸臟垢滯，潤燥破結。同大黃治痢，是通因通用。明目消腫，血熱去故也。傷寒發狂，同朱砂冷水下。鼻衂，水服。攻雖稍緩，而不傷血，然中虛陰虛均忌，俱忌苦參。一名白龍粉。

硝石　即焰消、火消

鹵地霜煉成，亦有芒牙之分。在底者名生消。但辛苦鹹溫，與朴硝有水降火升之別。散熱行結，治頭痛，吹鼻。心腹諸痛，同雄黃點眼。眼赤腫，點之。瞖障，每一兩入黃丹、冰片各二分，急炒研點，神效。風熱喉痺及纏喉，每一兩入殭蚕一錢，硼砂五錢，冰片一分，吹之。重舌鵞口，同竹瀝點。伏暑及腸風酒毒痢血。

同阿黃各一兩。白凡、滑石五錢。飛麵四兩。爲丸。冷水下。**五淋閉塞**。勞淋、葵子湯下。通即補之。熱淋、血淋、冷水下。氣淋、尿有餘瀝。木通湯下。石淋、下如沙石。須隔紙炒過。溫水調下。**女勞黑疸**。日晡惡寒發熱。少腹滿脹。身黃額黑。大便溏。又黑同枯凡等分。大麥粥汁調下。**大風、及丹石熱風、手足不遂**。每一兩以烏麻油一斤煎至香。又入生麻油四兩煎好。于暖室服取汗。**伏暑傷冷霍亂**。方同上。血痢、硫黃納火硝散。火滑石去滯熱脹痛。白凡收陰化陽。名玉龍丸。爲伏暑妙方。**破積塊。痰飲。治腎虛氣逆**。來復丹用之。**癲癇。瘛瘲。牙頷腫痛。化金石**。功勝朴硝。故升降丹及製礞石皆用。礞石寒降。火硝溫升。亦一陰一陽。制方之妙也。按芒硝入血。火硝則主氣分之邪熱。以升爲散。不同於以寒勝熱也。蓋二消同原于水。以治熱但芒消鹹勝。主下歸。故治陰中之陽結。使陰降而陽化也。火消辛苦勝。主升達。故治氣分之熱鬱。使陽升而陰自暢也。

硼砂 即蓬砂 盆砂

甘微鹹涼。色白質輕。出西番者佳。出南番者黃色。炙之。故除上焦胸膈痰熱。生津。散腫。喉初腫痛。含化妙。治喉痺。同白梅搗丸含化。木舌。生姜點揩。口齒舌瘡。同冰片青代人中白擦。又辛鹹能軟堅。柔五金而去垢膩。故治噎膈。積塊結核。努肉。同冰片點。目翳。骨哽。含化。散瘀止鼻衄。水服。去瘵蟲。同兎屎等分蜜丸。手望前五更。甘草湯日下七丸。咽喉穀賊。同馬牙硝蜜丸含化。陰㿉。腫大。水研塗。飲食毒物。惡瘡。同甘草以香油久浸。飲。又塗。解酒。明目。生肌。腐瘀則生新。能制汞啞銅作金銀銲。虛人忌之。有積亦勿久服。　生則化腐。煅枯則生肌。

硇砂音磽砂　有二種。一出于西域火焰山。是陽毒之精。能化沈冷痼疾。故去惡肉、息肉、目瞖、努肉、惡瘡。爛胎。破積。但眞者甚少。服必腐人腸胃。不可輕用。一是出于青海。與月華相射而生。附鹽成質。人取淋鍊而成。其性功與硼砂無異。但多僞造。不若用硼砂較穩。

石硫黃　出南番石下。陽液凝結而成。色黃。堅瑩淨如石。赤者名石亭脂。其下必有溫泉。酸鹹。大熱。有毒。能變鉛而化五金。鉛爲五金之祖。眞陰之精。陰陽相合則相化。故戀鉛又能化鉛。是本于水而成于火。故能入水中。火窟以消陰翳。破痼冷之邪滯。以疏利大腸。熱藥多燥濇。惟硫黃煖而能通。凡寒凝陰積者宜此化之。若虛寒而陰不凝結。又宜桂付。用之反不中病。寒藥多泄。惟黃連肥腸而止瀉

治陰症傷寒厥逆煩躁腹痛無脉。研艾湯下。取汗。一切冷積塊痛。同焰硝炒結。入青皮陳皮等分糊丸。米飮下卅丸。臟冷痛泄裏急。生者五兩青鹽一兩蒸餠丸。酒下。以食壓之。伏暑傷冷霍亂。同硝石等分炒結。糯米糊丸。新汲水下。老人冷秘風秘或泄瀉及一切脾胃冷痛痃癖。半夏等分。姜汁蒸餠爲丸。姜湯或酒下。婦人醋下。酒鼈。冷酒敗血而成。氣鼈。嗜酒任氣而成。生爲末。酒

下。**氣虛暴泄。**同白凡爲丸，朱砂爲衣，溫水下。或加滑石。**脾虛下白滯。**炒麵爲丸，米飲下。**挾熱痢下赤白。**同蛤粉糊丸，米飲下。**久瘧。**熱多倍朱砂，寒多減朱砂，茶清調下。**腎虛頭痛。**同食鹽台烏糊丸。飯後薄荷湯下。**風毒腳氣痺弱。**鍾乳湯或人乳調下。**脇冷欬逆。勞傷失精。遺尿。臟中生蟲。衄血。轉筋。滑利。痔痛。下血。婦人血結陰蝕。**皆寒濕之病。本經言其堅筋骨，謂寒濕去故也。若濕熱痿痺忌之。**小兒慢驚。辟鬼魅。治鉛砂入膀胱。**製黑錫丹，硫飛而鉛不死，服之則鉛塞膀胱。臥則偏重，猶可溲；立則正塞水道而不通。宜固濟硫黃，火養七日爲丸，名金液丹，以瞿麥湯下三百粒，分十次服。水道即通，金鉛得硫即化也。按金液丹治陰水腹脹及陰蝕，以上諸症也。**但久服傷陰，令人便**

血骨消筋緩。按古方陰症兼有伏陽。每用硝石佐之最有妙理。番舶倭黃。嚼之無聲者佳。以萊菔挖空。入硫黃蒸熟用。或入豆腐、及猪臟中、煮用。或醋煅用。硫是礬之液。礬是鉄之精。磁石是鉄之母。故鍼砂磁石制入硫黃。立成紫粉。硫能干汞。見五金而黑。得水銀而赤。畏細辛諸血。

土硫黃辛熱腥臭。治惡瘡黑陷。同蕎麥作餅敷。紫白癜風癮疹。同枯凡黃丹塗紫風。同付子及醋塗白風。瘡胬肉敷之。疽不合。塡之。疥蟲。雞子油開搽。頑癬癘瘋蟲。風子油酒調飲。玉門寬冷。煎水洗。不可服餌。得硝石、則化爲水。

白礬　酸鹹而寒。性濇而收。本燥金之氣。成寒水之用。能于亢陽之中收陰以歸陽。收陰歸下。即燥急在上。與燥濕者異。故不治濕痰。故却水墜濁。以之拭帋水不能濡可見。治內淫之風痰。如同皂角半夏。溫水下。治中風痰厥。同細茶蜜丸。治風癎。蜜調服。治胸中痰癖頭痛。蓋陰虛而陽擾越。風鼓動陰液為痰。則陰益傷而陽亦不歸。收陰則陰有主。而陽依之以歸。自然痰消風靜。非治外風之痰也。陰傷之熱痰。如化涎散。金珠化痰丸是也。非外邪鬱熱之痰。喉癰乳蛾。同巴豆煎。去豆研吹。或醋調灌。木舌。同桂安舌下。口舌瘡。下虛上壅者。泡湯濯足。鼻瘜。同萆麻仁。鹽梅射綿包塞之。腳氣衝心。水煎浸洗。皆收陰下歸之功。婦人陰脫作癢。燒枯。酒服。日三。此腎陰歸元之效。非但酸濇止脫也。反胃嘔吐。同硫黃炒。入朱砂麵糊丸。姜湯下。此方收陰引陽。大有妙義。止血通二便。治崩帶。脫肛。陰腫。頭風。久痢。婦犯房事。經亂。黃疸。同黃蠟陳皮爲丸。以滋血湯或調經湯下。人知此方護膜。而不知其收陰治此。交接勞復。卵腫或縮。凡一分。消三分。大麥粥下。熱毒從大便出。可知其功在腎。非止收脫已也。虛憊便濁。滴地成霜。燒枯同蓮連藕節龍骨遠志靈砂。糯米糊丸。白湯下。痰嗽。同人參醋爲丸。或同黑梔建茶姜汁爲丸。含化。久泄。久痢。久瘧。枯凡飛面醋糊丸。米飲下。赤痢甘草湯。白痢姜湯。瘧東南桃心湯下。疔腫惡瘡。同煨葱白杵丸。酒下。孕婦勿服。再刺去血。同黃丹敷之。一切癰疽。卽蠟凡丸。日服百粒。未破者消。已破者合。不但可防毒氣內攻。且能托裏化膿。止痛生肌。引金石毒外出。有人偏身生瘡如蛇頭。服之亦效。此墜濁去垢之功。風熱喉痛。入猪胆內風干，吹之。或加人中黃。穀賊喉腫。方同上。懸癰長垂。枯凡同鹽點。舌有白膜。刺破摻枯凡，否則兒啞。齒衄。水化含。鵞口白爛。枯凡同朱砂敷。鼻衄。枯凡吹之。口臭。同射擦牙。眉落。枯凡蒸餅丸，溫水日下七丸。目瞖膜。蜜調點。胬肉。水化點。風目赤腫。甘草水化，搽眉心目胞。弦爛。煅同銅青，水化點洗。聤耳出汁。同炒鉛丹吹。黃腫水腫。同青凡炒白麵醋米糊丸，棗湯下。蓋焰硝升散瞖中之鬱陰，凡歸腎中之虛陽也。勞後交接入水目黃額黑足熱腹滿。方同上。勞復。婦下白沃。中有干血也。同杏仁蜜丸，納陰中。遺尿。同牡蠣酒下。心氣痛。同朱砂金箔，白湯下。又解毒。收陰于陽中則陰化而毒自解。殺蟲。治蠱毒。同建茶研。新汲水下。蛇蟲蝎毒入腹。同甘草研。冷水下。外以凡放熱刀上取汁滴之。虎傷。研末包之。金瘡。同黃丹。或松香敷之。漆瘡。煎湯洗。疥癬、膿窠、坐板、風疹、干濕頭瘡。半生半枯酒調塗。魚口瘡。煅同寒食麵塗。雞眼肉刺。同黃丹朴硝搽。次日洗之即落。瘡成漏。半生半枯。同五靈作線。濕香油再蘸插之。製半夏則散濕痰及食積痰飲。以收陰為燥。時珍竟謂其燥濕。陳修園又以酸苦涌泄概之。俱屬未合。同焰硝燒水銀成粉。治一切瘡中生蟲。生用化痰解毒。追膿、去惡肉。多服則損人心肺。煅用則生肌、堅骨齒。除骨中熱。熱劫髓。則骨瘦齒浮。鹹入腎走骨。然多用則損齒。却水故也又通二便填臍中汲水滴之治下血如斷紅丸以北芪四君湯下腸風血痔同鯽魚煅是歸陽以化陰也同硫黃焰硝治伏暑硫與凡降而歸硝升而散腹脹痛加滑石是升降之中兼利滯熱也同姜附濇劑止滑瀉不食是收液歸陽以爲陽生之本也又治脫肛陰蝕陰挺時症暴瀉皆解毒去垢之功若淫熱方盛積滯正多誤用收濇爲害不一色白光明起橫檽者佳研細入瓦罐中火煅半日名枯凡治齒痛喉痺綿包生凡含咽之同硫黃雄黃白付海金砂佗僧治汗斑

膽礬即五胆　詳石部

綠礬即皂凡。酸涌。收濇。化痰。解毒。殺蟲。主喉痺。功同白凡。而力差。緩。煆赤。醋淬。名礬紅。又名絳礬。入血伐肝。燥脾。釀鯽魚燒灰服。止腸風下血。功勝白凡。同健脾消食藥。爲丸。消肉食堅積。同蒼朮酒麯醋丸。治脹滿黃腫。皆除垢膩之功勝也。又氣寒。故利小便。按女勞黑疸。婦人白沃。經水不利。因瘀積所致。應用礬紅。若用白礬者。當臨症審之。浮青瑩淨者良。此銅之液。用醋製以平肝。勝于針鐵。不必忌鹽。但終身忌食蕎麥。多食亦令人瀉。又名青凡。

治血症黃腫。同百草霜炒麵沙糖爲丸，姜湯下。痞蟲食生物及土。猪胆汁爲丸，米湯下。白禿。同苦楝子燒灰搽。

本草求原卷二十七

人部

髮灰（一名血餘灰）稟火氣而上生。血之榮也。屬心。（鬚下生。腎氣之外行也。眉側生。肝氣之榮也。）又毛爲肺合。腎華在髮。是水精奉心肺化血所生。苦溫無毒。兼達肝利竅。化瘀生新。治五癃。關格不通。水道不利。（肺調水道。小腸爲心腑。血行則竅通利）小兒驚。大人痓。（血和則心肺之痰亦消。）仍自還神化。（服自已之髮。則還歸至陰。助水精上奉心神以化血也。）令髮不白。去淋痛黃疸。（水服）小兒驚熱。（雞子黃同髮煎消服。并塗疥癩。）血悶、血暈、血痢。崩帶。金瘡傷風。俱酒調下。欬嗽。亦瘀病通經安產。小兒客忤。見生人致病。取來人髮十条。以兒衣少許同燒。乳調下。入藥煎膏、長肉消瘀。雖補陰。而散瘀功勝。胃虛人服之則嘔瀉。小兒胎髮。更補血氣。解胎毒。以純陽未離也。剃髮次之。取速長也。亂髮、須擇無病人去白的。用皂角水洗淨。又用甘草水洗。鹽水洗。晒干入礶內。泥鹽包煅。研細用。煅不透則反動血。

鼻衄吹之。吐血尿血。醋湯調。血淋入射飲調。便血同雞冠花柏葉末。酒下。漏血酒下。女勞黃疸同猪膏煎服。黃疸尿赤水服。破傷中風同首烏末服。疔腫同鼠矢燒。針入瘡內。同蜂房蛇蛻煅服。收瘡口。同棕灰蓮蓬灰止諸竅出血。陳修園曰。用此勝於河車。增熱爲害。故曰還神。

頭垢 梳上者名百齒霜 乃相火之餘氣所結。鹹、走下。苦温、開結。耑祛胃中積垢。治吹乳。同白芷川貝半夏。或同胡椒爲丸。酒下。取汗。乳癧。單用酒下。乳癰乳巖。上方加山茨菇橘葉鼠屎人甲忍冬蒲公英山豆根柴胡連翹夏枯。淋閉。噎疾。勞復。燒研飲下。婦足瘡。桐油調敷。臁瘡。同枯凡猪胆搽。下疳。蚕繭包燒搽。蛇犬咬。蜂蟻蜈蚣螯之。封小兒緊唇。塗之

爪甲 筋之餘。肝胆之外候。性銳利。甘鹹。小毒。主催生。下胞衣。尿滯。轉胞。淋疾。尿血。俱取自已用燒灰酒下。鼻衄。

刀刮吹之。久下血。炒焦同射香于姜枯，凡敗皮灰粥飲下。陰陽易。男用女，女用男。同衣襠燒灰。酒下。飛絲入目。津唾調點。破傷風。燒研酒下。或加南星獨活丹砂。乳蛾。煅同蓬砂白凡鳥梅搗含。痰即出。目翳。刮末和乳點。

牙齒　乃腎之標。骨之餘也。能入腎經。透毒而出。甘鹹熱。有毒。治痘黑陷。因風寒穢氣。或服涼藥血滯所致。和射酒服。或同豬犬貓牙并用。此是劫劑。若伏熱在心。昏冒不省。及氣虛色白。痒塌不能作膿。熱沸紫泡之症。正宜涼血補虛解毒。苟誤用之。則鬱悶聲啞。反成不救。痘凹陷沈黯不起。服補托仍不起。同山甲末以麻黃歸身煎酒下。或同川鳥硫黃酒下。漏瘡出水。同髮灰雞內金灰射輕粉少許。油調敷。煅退火毒用。

乳汁　婦人之血。下為月經。上升成乳。血本于水。攝于衝。任。鼓于脾。胃。化于肺。氣。精與乳皆血所化。而血化俱由于氣。故皆色白。故甘鹹。平。潤。無毒。補五臟血。液。功勝四物。以草木之氣偏治血病有餘。補血衰則不及。豈若以血之所化者。補之。即病因血成。亦可藉其滋潤肺。除煩利水。止欬嗽。凡血虛有熱。而消渴膚燥。關格。筋攣骨痿。腸胃秘濇。痰火上升。及中風不語。癱瘓。疼痛。一切風火。老人便秘。皆宜。又治目紅昏。明目。目得血而能視。用點赤濇多淚。熱者黃連浸點。通經。日飲三合。已勞瘵。調木香射香服。但性寒滑。臟寒胃弱。痰不因風燥。火燥勿用　取不飲酒食辛及無孕。孕乳最毒。無病婦人乳。白而稠者良。黃赤清稀氣腥穢者不堪用。或磁盤盛晒。用茯苓粉收用。或水頓取粉尤良。法以鍋燒水滾。銀盤磁盤盛乳。頓于滾水上。再浮冷水上。即成皮。刮取。或日晒。以冷水浮之。亦成皮。不然則久晒不干。取粉入參苓丸。大補氣血。宜新用。久則油羶。

人中黃　濁陰皆歸下竅。而此爲臟腑轉化之濁陰。入土既久。去濁留清。甘寒無毒。大解胃腑五臟寔熱。陰火燥痰上逆。治天行熱狂。罐固煅新汲水下。骨蒸吐痰血。茜根汁姜汁竹瀝下。托痘疹熱毒。止煩渴。解中諸毒。毒中臟腑以臟腑所化者治之。則脫化化消食積飯爲更神、況久得土氣、毒入土而即化。丸惡瘡。截竹兩頭留節、去靑、傍鑽一孔、入滿甘草末。以葵扇柄塞孔。冬月浸糞缸中。至春取出、洗、懸風干。取甘草用。同酒大黃等分、酒服。瀉解一切食毒、溫毒發斑、惡瘡、災病。大瀉後、不可飲水。飲則毒邪不散。急用、則以多年糞缸黃垢、煅存性代之。

金汁 即糞清 功同人中黃而苦寒下泄更速。無甘草之緩也。凡溫瘟昏熱、中毒、惡瘡、胎毒、急症、一服立解。無痘疹之患。胎稟虛寒色白者忌用。以椶皮綿紙上鋪黃土。淋糞漉汁。入新甕。盆覆埋土中一年。清若泉。無穢氣。用年久彌佳。野間殘糞下土。篩傳瘟疽。有如氷着背塗丹毒并服。

乾糞灰　鹹平無毒。治大熱狂渴。和泥漿水澄清飲。骨蒸熱勞。入水中澄清。每旦飲一杯。晚服童便一杯。稍稍減服。或用新尿童便各一升。飯五升。麴半斤。蜜封二七日取出。無穢氣。每旦午各服一杯。神妙之極。鼻衄吹之。結熱噎膈反胃同阿魏生姜熟食。或入蒜葡煅三炷香。黃酒下。神効。痘瘡黑陷。或灰白陷。入射蜜調下。或同猪狗猫屎陰乾礶盛煅。和射蜜調下。刀傷血出。摻之。蜜調塗疔腫。癰疽發背。或加射。陰瘡。小兒唇緊。此以苦寒攻毒。用火化者。從治之法也。乾屎末。引疳瘺蟲外出。

綿包貼。治金瘡腸出。粉之卽入。蛇蟲螫毒。塗之。蠱毒百毒。取尿尖燬。水調頓服取汗神驗。藥箭毒。塗之并飲金汁。新尿塗疔腫蛇咬箭毒更効。

人尿。一名還元水飲自己尿名輪迴酒。鹹寒降泄走血。能引肺火下、行從膀胱出。乃其舊路。凡陰虛骨蒸勞熱。喉有瘀血咳嗽。喉不容物。血滲入。則咳愈咳則愈滲。用以滋陰降火消瘀甚速。滋陰利水。治肺痿失音吐衄。産後血暈金瘡打撲。受杖血悶欲死。敗血入肺。喉有血腥氣。熱飲一杯卽愈不傷臟腑。若用他藥恐無瘀反有害。除客邪。沖熱葱頭湯服取汗下胞衣。散瘀之功消血瘕。但多服亦損胃滑腸。故食少作嘔便溏者勿用。傷寒少陰症下利厥逆。同猪胆加入白通湯。欲其直達下焦而無拒格之患也。取十二歲以下童便。少知識無相火。不食葷腥酸毒者佳。去頭尾。取中截清如水者。熱飲。以接生陽之氣。則行速。冷則生氣散矣。入姜汁行痰。韭汁散瘀。更好。冬月用湯溫之。乘熱洗目赤腫痛。大退邪熱。李士材曰。煉成秋石。眞元之氣漸失。不及童便多矣。中暑昏倒。以熱尿灌之即活。或移陰處。掬熱土擁臍上。作窩。令人溺其中。此傷氣。溫臍以接元氣也。

人中白 鹹入腎。平歸肺。能使腎之水氣留戀于肺。俾陰降化血以歸經也。經曰。肺之濁氣下注于經。是也。與尿之鹹寒直達膀胱者稍別徒以滋陰降火概之又謂其瀉肝妄矣下火化痰活血止渴去肝火生風治鼻衄和綿灰射酒下皮膚汗血諸竅出血方同上偏正頭痛同地龍炒研羊胆汁爲丸水化注鼻水腫日三服肺調水道也牙疳同銅綠射香貼口舌疳瘡同枯礬冰片摻鼻瘜水服痘倒陷痘疹煩熱水酒下湯火傷脚跟生漏散血

取蒙童老僧尿器所積白垢瓦煅用但積垢之渣既經火煅精華已失止堪滌熱行血不能益陰若用白垢置風露中二三年中外雪白無臭氣研細水飛再研再飛數次則功近秋石治傳尸勞熱肺痿膈熱止渴假

日月之眞氣以益陰秘陽也

陽秋石　尿鹹寒下降得火煉轉成鹹温是陰成于陽去質存味見水則化歸于無乃水由氣化之義水火既濟滋陰精降邪火又能歸眞陽止虛熱故嘉謨言其返本還元歸根復命而不傷胃爲勞瘵陰火咳嗽痰血骨蒸不受參芪補益之仙品張石頑立三方次第施治或服或含喘咳漸平痰亦易出以其水火既濟升降合度也先同韭汁炒黑大黃等分棗肉爲丸服清熱散瘀次同川貝等分甘草減半棗肉爲丸服以止嗽消痰後同人參等分炙甘減半棗肉丸以補氣安神治遺精白濁尿數同茯苓吐絲或加蓮肉芡實膏淋同鹿膠桑螵蛸茯苓人參噎食反

胃白湯下。潤三焦。三焦者氣之始終，腎與膀胱水道之所，將水火升降，全藉三焦之氣
軟堅塊。明目。清心。腫脹用以代鹽。秋月取童便秋氣下降之義。二三石。其鍋先熬過油洗淨方不粘滯傷鍋。入尿
煎。以竹枝頻攪。鍋岸生垽。用竹刀掠下。徐徐熬干。
又焙燥。入陽城礶。上空二寸許。盞蓋鹽石膏封固
養火一周。則漸生輕盈如雪。或成五色。以鉛礶密
封。藏陰處。不則風化成水、先哲云此藥要近火或時養火三五日，功益大
觀其輕盈如雪。煞有元妙。時
珍乃以陽煉助陽，妄作淺甚，須復升養，仍結成霜。
但少結實耳。俗法以皂莢汁攪澄，去清留垽煎熬，是亦用其渣魄，何异人中白哉。

又法以秋石入河水（秋露水更好）煮化入陽城礶熬將干盞蓋封固打三炷香取出再研如前昇打盞上用水徐徐塗之水不可多多則不結又不可少少則不昇從辰至未取出盞上昇起者爲秋冰味淡而香乃秋石之精英滋腎水固元陽降痰火壯筋骨爲虛勞之神丹（同乳粉乳香射蜜丸每日乳汁下一丸仍飲乳汁）其不昇者味鹹苦黜肉食亦有小補

又法用陽城礶入人中白一層秋石一層再又中白一層秋石一層次第安置（若得男中白女中白層次安之更妙）上餘二寸六一泥

封固。三方打火養七日。則粒粒丹紅。交結盞上。功同秋冰。名既濟元黍。俱無上之乘。　藏貯俱如上法。

陰秋石　其淡者性耑、淡、滲。治暑氣。熱淋沙石膏淋。尿秘。白濁。老人絕慾太早。淋瀝濇痛一服即安服丹石熱上冲。或腦生瘡以黃卷豆湯下其鹹者、治喘欬煩渴。不寐。滚水調下。即生津止渴。用以代鹽。亦能補陰。然非陰分熱極。不可輕投。倘尿數精滑。誤用則益甚。　法以秋月取童便入缸中。缸離底三寸。須艾燒一孔。杉木先塞之。冲河水攪。

澄定。去水塞。放去上水。每日增童便河水。如前攪之。只留缸底的積。至月餘。以重紙鋪灰上晒干。去下重濁。取輕清者爲淡秋石。又法將鉛毬大小數十枚。俱兩片合成。多鑽孔入尿桶浸。每日傾去宿尿。換尿浸之。經秋收取。置鉛罐藏之。二者得水而凝。過隙而潤。去味留質。多年不變。爲鹹秋石。再加乳汁和勻。日晒夜露干。又加乳四十九日足。收貯。此法得日精月華。畧無寒滲之患。但市中多僞造。有以食鹽濾煮者。入滚腐漿中。即結。入口必作渴。有以朴硝製者。入滚腐漿中起水紋入腹必瀉有傾成錠式入熱水不化者焰硝所製也下咽令人發熱若眞秋石入滚豆腐漿中不結腐花又以水化之入青菜葉有頃色不萎以之點眼不濇痛方是至陰秋石入滚水有渣者石膏之製也一法朝服陽煉午服陰煉名陰陽二煉丹治瘦弱咳嗽及病癩腹鼓喘滿垂危皆効

月經衣燒灰 治熱病勞復卵縮入腸腸痛欲死女勞黃疸氣短聲沈霍亂百藥不効虎傷俱水酒下驚癇同青代水下不忌月事行房陰潰油搽箭鏃入腹酒下解藥箭毒同屎汁飲世有

取女子初經爲紅鉛。以治勞損者。無論腥穢。亦覺難取。故置不論。

人血　取本人所吐衄及所出之血。炒黑。治吐血。衄血。水服。并以紙撚蘸血點眼。左衄點右。右衄點左。刀傷。水和服。并塗。血暈。醋和服。是以血導血歸元也。

紫河車　即人胞　胎受腎精而成血。脉受命門心火而成氣。經曰胞之絡系于腎。又曰胞脉屬心絡于胞中。又曰命門者女子系胞。受脾氣而固藉肝氣而始結。故甘鹹溫無毒。補心肝血生腎精。益命門脾氣。治一切虛勞羸瘦。丹溪曰治虛勞加骨蒸藥氣虛加補氣氣藥。血虛加補血藥。是須隨症加減乃善其用。恍惚失志。癲癇。是以先天形。氣補後天氣血。為勞損喘嗽之妙品。治虛勞吐血。欬嗽。夢遺。能補陰。又可補陽。調經安產。以其包舉胎元。大能固攝真氣也。五損。一損肺。皮槁毛落。二損心。血脈衰少。三損脾。肌肉消脫。四損肝。筋緩不收。五損腎。骨痿不起。吳球大造丸。配入地柏二冬杜膝龜板砂仁苓。一派滋膩之品。常為金水二臟立法。雖有人參鼓動元氣。然非陰火亢極。妥用。恐其傷中嘔泄。後人去龜板。加歸杞陳朮姜茴側柏丹皮骨皮。氣虛再加參芪。婦人去黃柏再加香付，似為較妥。又方配蓯蓉、地萸、吐菀、茯杜、苓、杞、鹿膝、骨脂、首烏、柏仁，以治血虛無子。或止以參、苓、淮山合治勞嗽骨蒸。可知用此味尤須變通佐使也。取初胎及無病婦人者，以銀器插過不變黑則無毒。用鮮米泔輕輕洗淨，不動筋膜。此乃初結之真氣。再于長流水浸一刻，以接生氣。滚椒湯浸一刻，去腥。以蜂蜜和長流水入舊磁器內，隔水熬爛，先傾自然汁于藥內。此天元正氣汁也。乃搗爛和藥，或和酒棗、淮山煮食。炙焙用則損其精汁。○崔氏云：胞衣宜藏密深埋于天月德方。若為猪犬食，令兒顛狂；蟻食，令兒瘡癬。烏食。令兒惡死。棄火中。令兒瘡爛。近社廟井灶厠皆忌。此銅山鐘應之理。然則食之亦于兒欠利。苟非急症。毋輕用焉。○或曰此陰陽兩補之品。陰虚水涸者勿得單服

胎衣汁 以有蓋盅埋地中久化爲水用或同甘草末埋更佳 胞衣本温。得土氣化爲辛。涼淸胃攝火歸元。治小兒丹毒。諸熱毒。發寒熱狂妄。頭上無辜髮豎虚痞等症天行熱病。飲之俱効 虚勞咽痛久反胃。飲一盅當有蟲出

初生臍帶 此人之命蒂。煅灰研解本兒胎毒。和朱砂乳汁飲 治臍汁不干。入歸頭麝香。瀉火以補氣治臍瘡。

天靈蓋 即腦顱骨 腦爲諸陽之會。能辟一切陰邪不正

之氣。鹹溫有小毒。治陽虛尸疰癆蟲。攻脊脊中隱隱癢痛。轉側不能自安。時畏寒。時發熱。脈來弦細乏力。若陰虛蟲食臟腑。胸中嘈雜如飢。默默不知所苦。無處不苦。動則時欬時嘔。靜則善麻善忘。面上忽時哄熱。脈多弦勁搏指。此又獺肝丸症非天靈蓋之所宜。方合檳榔甘遂射香安息阿魏辰砂為散。桃枝湯調五更服。不下再進。如不勝攻下者。止以酒熬飲其酒數次。俟蟲嘔盡乃止。然以人食人。究非仁人用心。不若以鹿茸代之。茲欲詳其陰陽尸疰之別。故附載之耳。而修治仍不敢誌

陳帽緯　紅花所染。甘苦而溫。行血活絡通經。血行風滅。故鎮肝風抽搐。且以繭絲為之。補脾與膀胱之氣。得烏梅監製。通血脈之中。仍有收攝之妙。仲

景之旋覆花湯用新絳（即紅絹）即是此義。取新紅絹和血。青葱管利氣。旋覆開降肺氣。以治半產漏下。通因通用。實藉旋覆散結氣。佐葱去積冷。以安胎也。如再加血氣之品。以治鬱結傷中。胸脇疼痛等症。奇效。

舊衣帶　鹹濇溫。無毒。久受人之精氣。故補元氣。治虛癆欬嗽吐血便血。益腎養陰。通經利水。男病用女褌帶。女病用男褌帶。

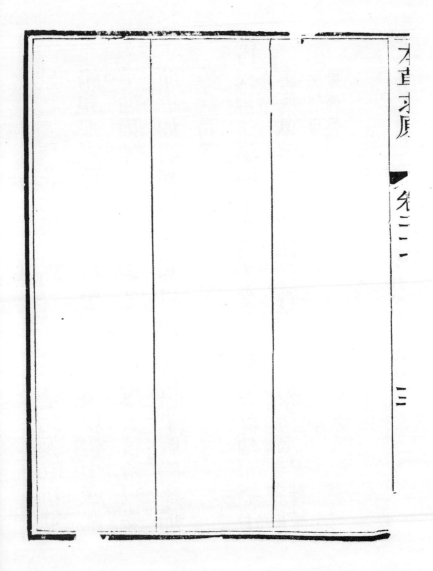

附錄奇病症治

諸書所載皆詳於常病及救急等方而於奇病罕及焉以其病不常見也然世之有此亦復不少偶一遇之莫不束手待斃殊深惋惜因彙而附之於後

奇怪症目錄

夜多惡夢症　疾後失精症
反經上行症　應聲虫症
失物望症　血潰症
傷寒併熱霍亂症　肉刺症
猫眼瘡症　氣結堅硬症
蛇光熱症　生燎泡有石症
交腸症　腎漏症
肉腫如蛇症　大腸出虫症
眼中見禽症　小兒流水症

腹中生蛇
身中生蛇
脊生蛇
臍中蛇形
蘗龍症
奇報身癢症
身生鵲症
心窩人聲瘡
心虛痰祟
肉帶圍腰
應聲虫
逐山魈狐精虫蛇作祟法
思肉不已
貪酒無度
飲油方快
雞瘕吐痰
食芹中蛟龍精毒
蛇瘕似膈噎

脚肚生肉塊　腸胃癢

交腸症　尿出五色石

目睛忽垂至鼻　眼見空中有五色物

眼中視物皆倒　截腸

筋有虫如蟹　腹破腸出臭穢

産婦乳垂　身出斑毛髮如銅

骨麻症　皮內如波浪聲

腕軟處生紅豆　足步不正

咽喉生肉層層相疊　腹痛臍有黑圈

口生肉毬

口生肉毬。有根如線。吐出能飲食。捻之痛入心。亦名血餘病。用射香水研服。三日根化即愈。

離魂症

卧時。覺身外有一身。樣無別。但不言語。名曰離魂。蓋卧時則魂歸於肝。肝虛邪襲。魂不歸舍也。用人參、龍齒各三錢。赤茯一錢。水煎濾清。調飛砂一錢。睡時温服。每夜一服。三日後魂歸氣爽。

渾身虱陣

臨睡渾身氣出約至四五升隨致血肉俱壞每宿漸多痒極難言惟飲水臥床晝夜啼哭舌尖出血不止身齒俱黑唇腫鼻閉用鹽醋湯飲之十日自愈

毛竅出血

毛竅出血不止血不出則皮脹如鼓須臾口耳鼻目氣脹名脈溢用羌汁飲之自安

眉毛動搖症

目不能交睫喚之不應但能飲食用大蒜搗汁酒

調服立效。

傷寒狂走症

用雞卵出過小雞者。取殼煎湯服。即醒。

夜多惡夢症

用好面砂大塊者。帶在頭上。便解。

病後失精症

凡男子病後。傷於交接。卵腫或縮入肚內。絞痛欲死。取本婦陰毛燒灰為末服。仍取洗陰水飲之。立效。

反經上行症

婦人經時。眼血如狂。用紅花桃仁歸尾各等分。煎湯服數次。卽愈。

應聲虫症

腹中有虫。隨人言語。名應聲虫。服雷丸。卽愈。

失物望症

卧於床。四肢不動。只進飲食。好大言語。說喫物。謂之失。說名曰物望病。如說某肉。卽以某肉與看。不與食。失他物望也。睡中流出痰涎。卽愈。

血潰症

眼內白皆俱黑。見物依舊。毛髮直如鐵条。不語如醉。名曰血潰。請醫治之。百藥不效。後遇一道人云。此症可治。因拜求之。遂令用五靈脂。酒調下二錢。即愈。

傷寒併熱霍亂症

氣喘不能言。口中流涎吐逆、齒皆動搖。氣出轉大。即悶。絕名傷寒併霍。用大黃人參各五錢。水三碗煎至一碗服。

肉刺症

手足甲忽然長大、倒生肉刺如錐。食葵菜卽愈。

猫眼瘡症

面上及遍身生瘡。似猫兒眼。有光彩。無膿血。但痛痒。久則透脛。名曰寒瘡。多食魚雞韭葱蒜而愈。

氣結堅硬症

口鼻中氣出。盤旋不散。凝如黑雲。十日漸至肩胸。與肉相連。硬勝鐵石。無由飲食。多因瘧後得之。用澤蘭水煎服。日飲三杯。五日而愈。　一方用澤瀉。

蛇光熱症

頭面發熱。有光色。他人手近之如火灸。用蒜汁半兩。酒調下。吐物如蛇。遂安。

生燎疱有石症

渾身生燎泡。如甘棠梨。破則出水。内有石一片。如指甲大。其泡復生。抽盡肌肉。不可治矣。急用三稜莪朮各五兩。爲末。分三服。酒下。

交腸症

小便出屎。大便出尿。名曰交腸。用舊幞頭燒灰。酒下五分。即愈。

腎漏症

陽舉不痿。精流無歇。時痛如針刺。爲腎漏病。用韮菜子。破故芷各一兩。研末。每服三錢。水下。日三服即止。

肉腫如蛇症

頭面肉腫如蛇狀。用濕岸上青苔一錢。水調。塗立消。

大腸出虫症

大腸內出虫不斷。斷而復生。行坐不得。用鶴虱末水調服五錢。卽愈。

眼中見禽症

眼前常見禽鳥飛。去捉之卽無。乃肝胆經多痰。用棗仁羌活玄明粉青相子各一兩。爲末。每次水煎二錢。一日服三次。

小兒流水症

小兒初生如魚泡。久如水晶。碎則流水。用佗僧研末摻之。

兒生無皮症

小兒初生遍身無皮。俱是赤血肉。掘土坑卧一宿。長皮。或用白早禾粉。乾撲於身上。俟生乃止。

肉人症

自頂至前陰後尻尾皮肉裂開。如刀割一条。痛不可忍。一道人云。是肉人症。教飲牛乳而愈。

斷皮症

頸上生瘡如櫻桃。有五色。破則頸皮斷。逐日飲牛乳自消。

厚皮症

一人大指忽麻木皮厚如裴鍋巴。一道人教以苦參用酒煎吃。外敷苦參末而愈。後見一女子遍身患皮厚。仝上。即服苦參酒。外敷苦參數斤而愈。

四肢如石症

寒熱不止。四肢如石。擊之如鐘磬聲。日漸消瘦。用茱萸木香各等分。水煎三服。即愈。

冷熱相吞症

兩足心凸腫。硬如鐵。釘脛骨生碎孔。流髓。身發寒

戰慄思飲酒。此肝腎氣冷熱相吞。川炮爲末敷之。內煎韮湯服之而愈　疑是川烏

筋解症

四肢節脫。但有皮連。不能舉動。名曰筋解。用黄蘆酒浸一宿。焙爲末。酒下二錢。多服卽安

人面瘡症

昔人患人面瘡於臂上。滴酒瘡口則面赤。與肉物食之則肉脹。獨與貝母則斂眉閉口。若苦楚狀。乃煎貝母。以茅筒灌之。數日乃愈

肺痿症

一婦人年二十餘。胸生一竅。口中欬膿。與竅相應而出。此肺痿症也。用人參黃芪當歸加退熱排膿之劑而愈。

傷胞症

婦人產後。有傷胞破。不能小便。常漏濕不乾。用生絲絹一尺。剪碎。白牡丹根皮一錢。白芨末一錢。水煎至絹爛如錫。空心熟服。不得作聲。即效。

尸厥氣走如雷症

一人尸厥。奄然死去。腹中氣走如雷。用粉白一兩。焰硝五錢。研細末。分三次服。好酒煎。覺烟起而止。溫灌之。片時再服。即安。

瘡如蛇症

瘡生如蛇。出數寸。用紅黃塗之即消。

見獅子症

患疾見物如獅子。伊川敎以手直前捕之。見其無物。久之自愈。

見蓮花症

見滿壁皆蓮花以濛石滚痰丸下之立愈此膈有痰精不上奉也

肉線出症

婦人產後水道出線一条長三四尺動之則疼痛欲絶先服失笑散數服次以帶皮羌三斤搗爛入清油二斤煎油乾爲度用絹兜起肉線屈曲於水道旁以前羌薰之冷則熨之一日夜縮其大半二日盡入再服失笑散川芎湯調理而愈如肉線斷不可治矣慎之

灸火血出症

一人灸火至五壯。血出一縷。急如溺。手冷欲絶。以酒炒黄芩三錢。酒下即止。

頭出蛆症

頭皮内時有蛆出。以刀切破皮。用絲瓜葉搯汁搽之。蛆盡而絶。

痘爛生蛆症

小兒痘爛生蛆。以柳条帶葉鋪地。將兒卧其上。蛆盡出。乃愈。

痓發有聲症

淵痓發於筋下，久則一竅有聲，如嬰兒啼，灸陽陵泉二壯而愈。

指節斷落症

手指灣曲節間痛不可忍，漸至斷落，以蓖蔴子二兩，殻碎者俱不用，黃連四兩，貯瓶內，水二升浸之，夏春三日，秋冬五日，每早面東以此水吞下蓖蔴子一粒，加至四粒，微泄無害，忌食動風物，屢效。

腦風症

患頭風症。耳內常鳴。頭上有啾啾鳥雀聲。此頭腦夾風也。用當歸湯即愈。

舌出症

傷寒舌出寸餘。連日不收。用梅花腦。括舌上。應手而收。重者五錢。即愈。

木舌脹滿症

木舌脹滿。諸藥不效。以挑針砭之。五六度。腫減三日方平。血出盈斗。

子母虫症

婦人忽生一對虫於地上能行長寸餘。自此以後。月生一對。以苦參加虫藥爲丸服之。又生一對埋於土中。過數日發而視之。暴狀如拳。名曰子母虫。從此絕根。

奶頭裂症

一人奶頭裂。尋秋後嫩茄子裂開頭者。陰乾。焙爲末。水調服。立愈。愚嘗以京胭脂塗之而愈

紅點症

一男子。每至秋冬。遍身發紅點。作痒。此寒氣收斂

腠理。陽氣不能發越。怫鬱內作也。宜以人參敗毒散解表。再以補中益氣湯實表而愈。外以豬膏川椒擦之。

紫泡症

因剝牛瞀悶昏暈。遍身俱紫泡。急刺其泡良久。遂甦。更服敗毒散而好。

腦疽頭腫症

患腦疽面目腫閉。頭焮如斗。此膀胱濕熱所致。以黃連消毒飲二劑。次服槐花酒二碗。頓退。以鍼拔

下腫卽復起此膿已成也於頸頷肩眉頬各刺一吼膿汁並湧出口目始開更以托裏散加銀花連翹三十劑卽愈

細絲癅症

李叔和問東垣曰中年得一子一歲後身生紅絲癅而死四子皆然何也東垣曰汝乃腎中伏火精內有紅絲故也俗名胎癅取精觀之果如其言遂以滋腎丸數劑其妻服六味地黄丸乃受胎生子前症不復作矣

產後身冷症

一婦產後日食菜粥二十餘碗。一月後。遍身冰冷。以指按其冷處。即冷從指下上應至心。如是者二年。諸藥不效。以八物湯加橘紅。去地黃。入羌汁竹瀝一酒盅。十服乃溫。

聞雷昏倒症

一小兒七歲。聞雷則昏倒不知人事。以人參歸身麥冬。少入五味子。熬膏。盡一斤。後聞雷自若。

飲食別下症

飲食若别有咽喉斜過膈下經達左脇而作痞悶以手按之則漉漉有聲以控涎丹十粒服之少時痞處作熱有聲泄下痰飲二升飲食正達胃矣

三陰交出血症

一婦人三陰交無故出血射將絶以指按其竅縛以布条昏倒不知人事以人參一兩灌之即愈

頸項連皮症

一人頸項與頭相絖按之堅硬用藜蘆湯一劑服下發痒頃刻消散

身發痒症

一人田間收稻。忽然痒入骨髓。用食鹽九錢。煎泡三碗湯。每進一碗。探而吐之。三探三吐而愈。

盤腸產症

盤腸產者。臨產子腸先出。而後子出。產後而腸不收。用醋半盞。冷水七分。調勻。噴婦面。三噴三收。此收腸之良方也。

產後下物如帕症

丹溪治一產婦。產後下一物如帕。有尖。約重一斤。

却喜血不盡虛急食人參歸身各一錢芪朮升麻各五分水煎連服三貼即收止

喘嘔煩亂症

一人病如喘不喘如嘔不嘔如噦不噦心中憒憒然無奈醫生用半夏半斤生羌汁一升水三升先煎半夏至二升入羌汁共煎至一升少令四分服日三服夜一服病止停服

夏月中寒症

暑月行百里渴飲山水至晚以單席陰地上少睡

頭間寒熱吐瀉身如刀割而痛醫皆作暑治進黃連香薷飲不效予診其脈細緊而伏此中寒也衆醫俱笑予以附子理中湯大服乃愈

冬天中暑症

冬月患惡寒發熱惡食乾嘔大便欲去不去諸醫皆以虛弱用滌痰二陳湯不效後請予治脈虛無力類乎傷暑衆以爲不然予究之婦人曰昨因天寒取綿套之因得此症予曰誠哉傷暑也汝之綿套晒之盛暑熱收箱中必有暑氣令體虛得之易

入。故病如是。婦日然。用黃連香薷飲。進二服。其病瘳矣。噫。冬月中暑。夏月中寒。病亦鮮見。問切之功。恬變之法。不可不知也。

紅絲瘡症

此症起於手者。頃刻紅絲長至胸。瘡起於足。頃刻紅絲到乎腹。死在旦夕。起時兩頭用繩線縛住紅絲。即將瘡頭刺出毒血。嚼浮萍草敷之。即愈。

蚌珠症

患蚌珠。以河蚌蛤水養淨。對剖取肉半個。貼患處。

蚌肉熱又換貼數次即愈。又沼內蚌珠取老蚌一個。水養淨。輕輕取起。放於乾處。俟其開口。即入冰片末數分。露一宿。化為水。傾入患處。以水盆盛接。再傾進之。三次即愈。如無蚌用大田螺亦可。並治耳病及痔瘡等症。

人面瘡症

以精豬肉一斤。重三四兩。摻貝母末貼。每日一換。換時以豬肉蜂窠煎湯洗。二十日後用乳香末藥。白石脂。血竭。黃連。黃柏各一錢。螵蛸三分。共末摻

患處亦愈

舌脹滿口症

用蒲黄乾姜各等分。爲末。乾擦即愈。

舌腫不能言症

用萆麻子。四十粒搗上取油。搗燃燒烟薰舌。即消。

若舌出血。薰中自止。

齒縫血條症

齒中出血如条。係上熱下虚。內用防風羌活黄連

人參茯苓麥冬、煎。服外用香附青鹽百草霜碎補

等分爲末。擦之。其香附用生姜汁製過。

出血汗症

血自毛吼中出。即肌衄。又名脈溢。乃虛極有火之症也。用人參歸身黃芪服之。又建中湯。神砂妙香散。皆宜。如抓傷血絡。血出不止。以人參一兩服之。毛吼節次血出不止。則皮脹如鼓。須臾口鼻脹合。又用生姜汁和井水各半服之。立愈。

水明內視症

一人閉目。即內見臟腑。頭眩。心悸。三月不能寐。一

醫以大甘草作丸與服數日漸瘥人問其故醫曰內經不云水明內視乎甘草色黄味甘土也吾以土尅水勝之

意痛毛症

男女大脚指縫中生毛拂着痛不可忍用桐油煎服乘熱滴一點入於患處毛即脱忍少頃無恙

鼻繩症

鼻中出毛晝夜長一二尺漸漸粗圓如繩痛不可忍摘去更生此因食豬羊血過多而然也用硇砂

乳香等分，飯丸，水下十粒，早晚各一服，病去乃止。

灸瘡肉飛症

艾灸訖，火痂便落，瘡内鮮血片片如蝴蝶樣，騰空飛去，痛不可忍，此是血肉俱熱之故。用大黄、朴硝爲末，水調下，微痢即愈。

發斑髮硬症

眼赤鼻漲大，渾身出斑，髮如銅鐵絲硬，乃熱毒結於下焦也。用白丸、滑石各一兩，水三碗，煎至一碗半，不住口飲，數服乃愈。

黑丹症

人面忽生黑丹。如粟芥子狀。不治。將遍身即死鹿角燒灰存敷妙。

皮虫聲症

皮膚如有虫行作聲。雷丸入猪肉炙食。

腹中生蛇

人身乾涸如柴。似有鱗甲是也。　一味白芷爲丸。日服五錢。　一方雄黃一兩。生甘二兩。白芷五錢。端午日。或天德天醫日。爲末。粽子米和丸。空心滚水下。後必腹痛。忍之。勿飲水。

又有胃脘不時作痛。痛過饑更甚。尤畏大寒。日日作痛。以大蒜三兩灌之。吐蛇長三尺而愈。

身中生蛇

人手足皮上。現蛇形一條。痛不可忍。以刀刺之。出血如墨汁。用白芷末摻之。明日再刺再摻。即愈。須先刺頭。後刺尾。

脊生蛇

一人背脊先疼甚。如有蛇鑽毒刺光景。又無癱塊。

久則微腫一條直立脊上以刀輕輕破其皮脊忽裂開有蛇擴出二尺善跳躍以人參一兩附子一錢半夏南星各三錢煎服外以生肌散敷之

臍中蛇形

人有臍口忽長出二寸似蛇尾狀不痛不癢非蛇也乃任帶之脈痰氣壅滯而成用硼砂冰片射各一分兒茶二錢白芷雄黃各一錢研細將其尾刺出血必然昏暈欲死急以藥點之即化爲黑水急以白芷三錢煎服自愈不愈則是妖孽作祟不可

治矣。

孽龍症

人腹脇身上。忽長鱗甲。此孽龍化作人形。與人交合而生。遲治即死。用雷丸大黃白凡鐵衣雄黃各三錢。研末。豕肉為丸。酒送下三錢。便下如人精一碗。再服三錢。鱗甲落矣。

奇報身癢症

遍身發癢。錐刺少息。再癢。刀割始快。再癢再割。流血不已。以石灰止之。血止又癢。甚至割無完膚而

癢不止此寃鬼之報也用人參一兩或以黄芪二兩代之當歸三兩荆芥三錢煎服三劑仍須悔過修德方不再發

身生鵲症

頭上臂上皮膚高起一塊或如瘤狀内作鳥鵲之聲遇天明及陰雨則啼饑寒則疼痛此不敬神聖之報也刀破其皮有鵲出以生肌散敷之

心窩人聲瘡

心窩生瘡如碗大變成數口作人聲此憂鬱而祟

憑之也。銀花生甘各三兩，人參五錢，茯神、白凡各三錢，煎服三劑。此補正安神消毒之中，加白凡以止鳴也。

心虛痰祟

人無故見鬼，三頭六臂，或如金甲神，或無頭無手，或黑或白，或紅或青，此心虛而痰作祟也。蒼白朮各三兩，半夏、大戟、山茨菇各一兩，南星三錢，附子一錢，射一錢，做成錠，羌湯下，吐出頑痰愈。功勝於紫金錠。

肉帶圍腰

腰間忽起肉痕一條，圍至臍間，不痛不癢，久則飲食少，氣血枯，顏色黯然。此房勞傷腎，不能與帶任相和也。熟地、萸肉各一斤，杜仲、淮山各半斤，白朮一斤，白芍六兩，白菓肉炒故紙、歸身、車前各三兩，蜜丸，早晚各服一兩，廿日始安，須忌房事。

應聲虫

腹中有虫，能應人聲。古有人將本草讀之，至藍葉，虫不應，服之即愈。然亦有臟毒為祟者，以甘草、白凡等分研。飲下二錢。即愈。

逐山魈狐精虫蛇作祟法

妖怪憑人。欲盜人之精氣也。用生桐油搽前後二陰邊。或以本人褲子包頭。妖即去。蓋妖最喜清潔。以不潔亂之。即不再犯。凡夜間魘魅壓人。亦如法治之。

思肉不已。

食訖復思。此肉瘕也。以白馬尿三升。空心飲。當吐肉。不吐者死。

貪酒無度

無酒卽叫呼不絕。全不進食。日就瘦弱。或心痛。得酒稍止。明朝嘔出黃水。夜變魚腥臭。此酒癥也。以藥吐出青黃色蛇而愈。又或以手巾縛住手足。置酒一壜於口邊。打開。使酒氣冲入口中。令欲飲而不得飲。必吐瘕於壜中。

飲油方快

不飲則病。此悞食髮。化爲髮瘕也。以雄黃半兩調水服。吐出虫蛇。燒之必有髮氣。

有人心腹煩滿。或腰痛牽心。每發即氣欲絶。以油投之。吐一物。長三尺。頭已成蛇。掛乾止一髮耳。亦髮瘕也。

婦人心腑不利。痛初起。必發昏。口流涎沫。自言咽下胃中。常有雷聲。用痰藥吐之。得虫長數寸。斷之中有白髮。　按婦人舊木梳煅存性。調水服。極治髮瘕。

雞瘕吐痰

有好食白瀹雞子過多。常吐冷痰。此雞瘕也。以蒜一升煮食。吐出痰涎升大裹一雞雛。能行走。再服再吐者十三頭而安。

食芹中蛟龍精毒

蛟龍帶精。或生子於芹中。人悮食之。變成龍瘕病發。即似癇。面青黄。腹滿痛難忍。以餳糖二三升。日兩度服。或用餳糖粳米杏仁乳餅煮粥。日食三次吐出蛟龍子乃安。

蛇瘕似膈噎。

人常飢食入至胸便吐。呻吟不已。心腹上有蛇形。

此因蛇涎粘菜上。悮食之。或因食蛇肉不消。致成蛇瘕。用赤頭蜈蚣一条。炙末。分二服。酒下。或蒜虀大酢三升。飲之。或以硝黃合而服之。得吐得利并愈。

食鱉即痛

或心下似有鱉形。轉動作痛。此食鱉肉過飽不消而成鱉瘕。以白馬尿合童便飲之。即消。或用白雌雞一隻。勿與食。令饑過一宿。明日以豬脂煎飯喂之。取其屎。炒為末。水酒任下。消盡後。殺雞食之

蛤精疾

脚跟腫痛。似有跳躍之意。此由濯足於山澗。或垂脚於海邊而得。乃蛤精疾也。剖出蛤子。以生肌膏塗之。

口鼻流腥臭水

以碗盛之。其水有鐵色魚蝦走躍。此肉壞也。任意食雞則愈。

腹如鐵石

臍中出水。旋變虫行。繞身咂啄。痛痒難堪。濃煎蒼朮湯浴之。以蒼朮末入射香少許，水調服。

肉出如錐

遍身肉忽出如錐，痒痛不能飲食，此名血壅，不速治，潰而膿出。赤皮葱燒灰和水洗，飲豉湯。

婦人鬼胎

腹大似坐胎，形容憔悴，面目瘦黄，骨乾毛枯，此鬼胎也。氣虛心淫，而鬼氣憑之也。紅花八兩，大黄五錢，雷丸三錢，煎服，下血塊如雞肝無數，後以六君子調補。

按此症脈必濇故以紅花為君若脈忽濇忽滑宜加半夏白丸吾嘗見有下如雞卵十數枚又聞有下如豬膏數斤者矣

春藥發毒

頭角生瘡一起頭重如山次日即變青紫三日青至身上即死此由好吞春藥致熱毒攻心上侵太陽部位也初起見頭重急煎銀花一斤盡飲以解其毒再用銀花元參各三兩歸身二兩生甘一兩煎服七八日方無潰爛之患如腳大趾生疽亦同

治法

瘀祟頭大

頭面忽如斗大。看人小如三寸。少食呻吟。此瘀作祟也。以瓜蒂散等吐之。俟腫消。見人如故。用六君子湯調理。

心悶面赤

心悶甚。面如朱。不能飲食。此好食鱣生虫在胸中也。瓜蒂散加參夏甘陳黄連吐之。吐出虫。赤頭而尾如魚須。斷酒色。否則三年後必飽滿而死。

腿腫如石

大腿堅如石。腫痛異常。以繩繫足高懸。痛稍止。放下。即痛如斫。腿中大响一聲。前腫移入大臂。不可着蓆。此祟憑也。方用生甘一兩解毒。白芍三兩平肝止痛。

身生疙瘩核塊

遍身生疙瘩。似蘑菇香菌木耳。或內如核塊。此濕熱所生也。外用蒼耳子草一斤。荆芥。苦參。白芷各三兩。煎水一大盆。外以蓆圍密。熱薰溫洗。三日再

以參芪各一兩。朮茯各五錢。茵陳芥子半夏澤瀉黃芩各三錢。附子一錢。煎服十劑。全消

脚板生指

脚板下。忽生二指。痛不可忍。用參一錢。硼砂一分。氷片三分。葱一兩。為末。以刀輕刺指上。即出血水。敷此末於血上。隨出隨摻。三日。俟血水流盡。再用苡仁一兩。白朮五錢。人參生甘牛七萆薢芥子各三錢。半夏一錢。煎服四五劑。指化為水矣。乃以生肌膏貼之。

身作蚯蚓聲

皮膚手足作蚯蚓聲○亦水濕生虫○耳用蚯蚓糞水調厚敷○再用苡芡各一兩○朮五錢○生甘三錢○黄芩二錢○附子三分○防風五分煎服

手掌高突

手掌忽高一寸○不痛不癢○又不渴○此陽明胃中鬱火盡消而流毒掌中○已成死肉○故不知痛癢○用附子一個○煎湯日漬之○俟其作痛作癢○自然平復○或加輕粉一分○引入骨髓○更妙○忌内服附子以引動

胃火。

脚板紅痛

脚板紅如火。不可落地。經年不愈。此因好服壯陽藥。立而行房。火毒下流也。熟地一兩。釵斛。元參。沙參。麥冬。各三錢。萸肉。茯苓。甘菊。各錢半。丹皮。牛七。澤瀉。車前。各一錢。萆薢七分。煎服十餘劑。仍戒房事三月

手足脫落

手指脚趾脫下。不死。因傷寒。口渴。過飲冷水。水停

不消氣血不行遂濕傷四肢也不治則脚板手掌俱落矣故人多飲冷水見手足指出水即用苡仁三兩白朮一兩茯苓二兩車前五錢玉桂一錢煎服十餘劑得小便大利方無後患

指甲盡脫

手甲盡落不痛不癢此腎火虛人房後以涼水洗手所致用六味湯加白芍柴胡碎補治之

指縫流血出虫能飛

此濕熱生虫又帶風邪故能飛也用北芪熟地苡

仁各五錢。歸芍苓朮甘各三錢。參柴荆芥川芎各一錢。煎服十數劑。此補氣血。而佐去濕去風。虫自消也。

脚肚生肉瑰。

似瘤非瘤。按之痛欲死。乃脾經濕鬱火邪而成。内用朮芡苡米各五錢。澤瀉二錢半。參苓車薢白芥白几各錢半。牛七半夏陳皮各一錢。煎服二劑。後用蚯蚓糞炒一両。黄柏炒五錢。兒茶三錢。水銀一錢。片射各五分。硼砂一分。研至水銀不見星。醋調

敷之立消此方凡有塊者用之皆效

腸胃癢

自覺腸胃癢無處抓搔時欲置身無地此火鬱結也以柴胡黑梔花粉各三錢白芍一兩甘草二錢煎服升散其火即愈

交腸症

糞從小便出尿從大便出曰交腸以五苓散治之或單用車前三兩煎服而愈此夏天暑熱症也然吾曾治一產婦得此症用生化湯而愈此瘀血阻

其氣化也。

尿出五色石。

欲溺不溺。管痛如刀刺。多少用力。止溺一塊。其色不一。此石淋也。由交感後入水。或入水後交感。水鬱火煎而成也。法不用治石。而用補水。水足火消便愈。六味除丹淮各三兩。加苡仁。麥冬。車前各五兩。碎補二兩。芡實八兩。青鹽一兩。玉桂三錢。蜜丸。早晚滾水下一兩。 愚按此症。必加黃柏升麻之類。始應。歷驗多矣。

目睛忽垂至鼻。

形如黑角，塞痛不可忍，或時大便出血，名曰肝脹。用羌活一味煎汁，服數盞愈。

眼見空中有五色物。

此色慾過度所致，宜大補腎經。

眼中視物皆倒。

此由酒後大吐，上焦反覆，肝葉胆腑倒逆而然。脈必左關浮促，用吐藥再吐之，使肝胆正，便愈。

截腸

大腸頭出而枯落也。初截寸餘可治。若腸盡出不治。用盆盛蘇油坐上浸之。飲火麻仁汁數升

筋有虫如蟹

虫如蟹。走於皮下。作聲如小兒啼。急用雄黃雷丸等分研末。摻豬肉上火炙熟食。

腹破腸出臭穢

急以香油摸腸送入。煎人參杞子淋之。皮自合。食羊腎粥十餘日即愈。

產婦乳垂

有垂過小腹。痛不可忍者。芎歸各半斤。瓦器煎不時服。又各斤半。放爐火上慢燒。烟令病人口鼻及乳常吸其烟。更用冷水磨蓖麻子一粒。塗頂心。未全縮再作服之薰之

身出斑毛髮如銅。眼赤鼻張大喘。名曰怪斑。此熱毒所結也。用白凢滑石各一兩。爲末。水三碗煎不停服

骨麻症

自頂麻至心窩即死。自心麻至膝亦死。用人屎燒

灰豆腐漿調服。

皮内如波浪聲

必癢不可忍。抓之血出。仍不解。名曰氣奔。用苦杖人參青鹽細辛各一兩。水煎頻飲盡便愈

腕軟處生紅豆

腕軟處生物如荳。色紫紅。痛甚。用水銀二兩。白紙二張。揉熱擦之。三日自落

足步不正

足不痠痛。但不聽用。忽左忽右之立而行。此筋軟

不能束骨也。以人參北芪白芍補肺。以苡仁虎骨龜版杜仲壯筋骨。鐵華粉制肝。蜜丸早晚服

咽喉生肉層層相疊

漸漸腫起。不痛。多日乃有竅臭氣自出。遂退飲食用臭橘皮煎湯頻服。

腹痛臍有黑圈

此悞中百足尿毒也。圈未合口可治。合口不可治矣。以八角末調水服即解。

臂內滴冷水

肩井內有冷水一滴。隨筋下流。至掌而變風飛出。旋又冷滴如初。周身似虫行蟻咬。用化痰藥治之而愈。

諸厥客忤

客忤者。中惡之類也。多於道間門外得之。其人下虛。則心腹絞痛脹滿。氣沖心胷。陽氣亂於上。則不知人。而氣厥血厥痰厥食厥諸症作矣。不速治。郎殺人。至聖來復丹。通治諸厥危急。一切中惡。以百草霜五錢。鹽一錢。和研。温水下。又鹽雞子、大青布包燒赤研酒下又細辛桂心末納口中又蘇合丸以羌汁或酒調灌又熟艾煎取汁灌來復丹阿黃硝石各一兩同炒成砂太陰元精石五靈青皮陳皮各一兩醋爲丸此丸疏利三焦分理陰陽開中脘閉結揮霍變亂

卒死

凡人乘年之衰逢月之空失時之和爲賊風所傷其死暴兩顴赤天庭黑大如指拇可預知其無病卒死凡卒死者口張目開手散遺尿爲虛又

或見五色非常之鬼。而暴亡。皆自己精神不守。神光不聚所致。非鬼也。宜補氣。以羌汁或溫酒下。來復丹。方見上條目閉口噤。手拳。爲實。宜表散者。以蘇合香丸。宜疏通者。以備急丸。俱羌汁或酒下。口噤、化開灌之。救卒死。急取生夏末或皂角末。吹入鼻中。又雄雞冠血滴鼻中。并屢塗其面。又牛黃或射香一錢。溫酒調灌。卽甦。驚怖卒死者。以溫酒灌卽活。凡卒死不出一時。雖氣閉絕。肢冷。而心腹溫。鼻微溫。目中神彩不轉。口中無涎。舌與陰卵不縮者皆可活。

備急丸。主諸卒死暴疾百病及中惡客忤鬼擊鬼打面青口噤奄忽氣絶大黃乾薑巴豆霜等分蜜丸小豆大每服三丸。

八毒赤丸一名鬼杖子治一切邪祟鬼疰瘟疫傷寒癲狂不服水土赤白痢反胃積塊瘧疾諸腹痛凡病非外感又非內傷或見鬼擊或得奇夢而致奇疾皆宜冷水下五七丸泄出清水或黃涎即愈

雄黃　硃砂　白凡　附子　藜蘆　丹皮　巴

豆各一兩。蜈蚣一条 蜜丸如小豆大。

鎖鍊毒

縲絏曾經幾人。煆淬不透。用以拘人。則周身發泡流水皮𧽼。毫無空隙。名曰虜瘡。不速治。即幾命。用蜜煎升麻拭摩而愈。

裹足脚爛

婦女裹足過緊。血脈受寒。氷凝。兩足指忽青黑紫爛。不知痛癢。漸延至跗脛踝間。有似脫疽。及落脚傷寒者。豈知血脈不運。則肌肉潰爛。脈必濇。餘無

病象止服温通氣血之劑。外用臘糟煎洗而愈

青腿牙疳

一人患瘧半年。大肉盡削。後變黃疸。繼而兩膝腫痛如鶴膝。兩腿青黑痛甚而冰冷。又上下牙齦紅腫。形如榴子。日漸潰爛。滿口熱如火烙。舌亦紅紫而痛。湯粥難下。外科皆以為下寒上熱。束手無措。後得名醫。遵金鑑青腿牙疳方治之而愈。

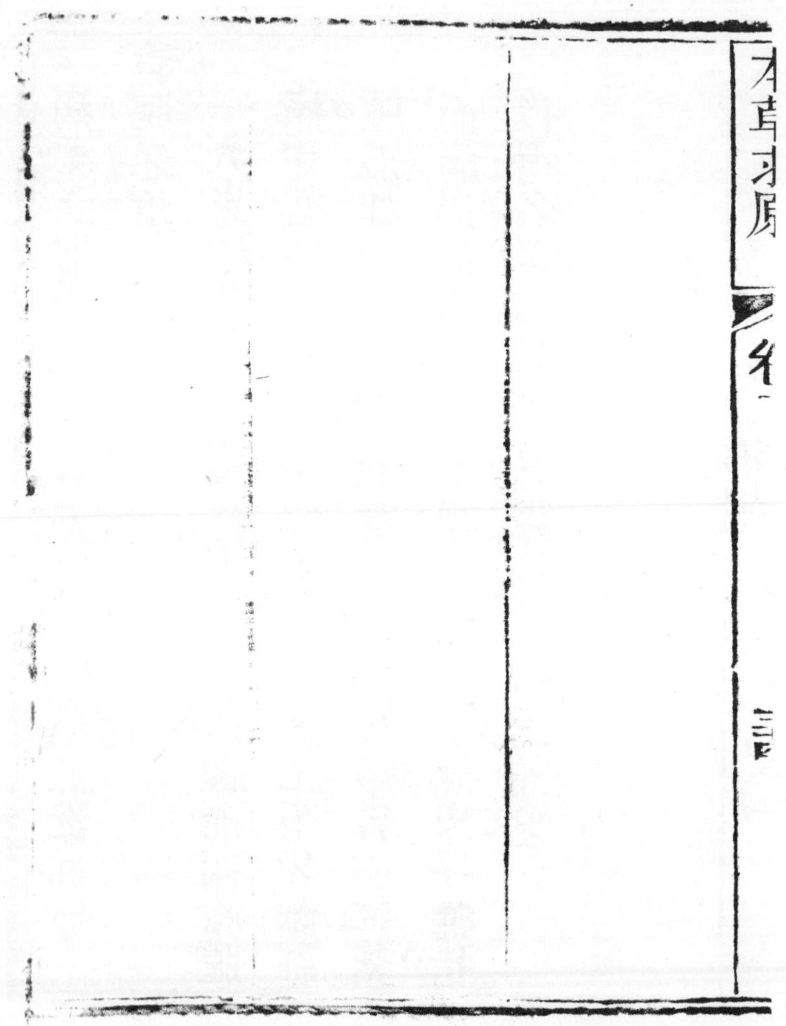